腰 背 维 修 师

——医生没有告诉你的脊柱保健秘诀

著者　〔加拿大〕斯图尔特·麦吉尔(Stuart McGill)

主译　郑念军

译者　郑念军　郑荣强　王　灿

　　　李　潇　巴秋晨

校对　张丹玥　杨　青

U0217461

北京科学技术出版社

© 2015 Dr. Stuart McGill

All Rights Reserved

No part of this publication may be reproduced, stored in a retrieval system, or transmitted, in any form or by any means, electronic, mechanical, photocopying, recording, or otherwise, without the written permission of the author. Please do not participate in or encourage piracy of copyrighted materials in violation of the authors rights. Purchase only authorised editions.

First published by Backfitpro Inc. .

ISBN：978 - 0 - 9735018 - 2 - 7

Cover design by Paal Hawk, for Altius Gruppen AS, Hamar, Norway.

Photographer：Lars A. Lien

Model：A. Haglund

All drawings by Jiri Hvalacek, Prague, Czech Republic

著作权合同登记号:图字 01 - 2016 - 9991

图书在版编目(CIP)数据

腰背维修师:医生没有告诉你的脊柱保健秘诀/(加拿大)斯图尔特·麦吉尔(Stuart McGill)著;郑念军主译. —北京:北京科学技术出版社,2017.5(2024.8 重印)

ISBN 978 - 7 - 5304 - 8811 - 9

Ⅰ.①腰… Ⅱ.①斯… ②郑… Ⅲ.①脊柱 - 保健 - 基本知识 Ⅳ.①R681.5

中国版本图书馆 CIP 数据核字(2017)第 059420 号

责任编辑:于庆兰
责任印制:李 茗
封面设计:永诚天地
出 版 人:曾庆宇
出版发行:北京科学技术出版社
社　　址:北京西直门南大街 16 号
邮政编码:100035
电话传真:0086 - 10 - 66135495(总编室)
　　　　　0086 - 10 - 66113227(发行部)
网　　址:www.bkydw.cn
经　　销:新华书店
印　　刷:保定市中画美凯印刷有限公司
开　　本:710mm×1000mm　1/16
字　　数:200 千
印　　张:10.5
版　　次:2017 年 5 月第 1 版
印　　次:2024 年 8 月第 15 次印刷
ISBN 978 - 7 - 5304 - 8811 - 9

定　　价:80.00 元

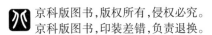
京科版图书,版权所有,侵权必究。
京科版图书,印装差错,负责退换。

致　谢

这是我的第三本书。相对于第一、第二本书的写作过程,第三本书反而更难成型。写这本书对我的挑战是既要把书的内容写得更加精炼,同时也要把必要的细节呈现给那些想摆脱腰背痛折磨的患者。受到这种持续的矛盾状态影响最多的就是那些我最亲近的人,我的妻子 Kathryn 首当其冲。像大多数丈夫一样,我始终处在工作状态之中,无法给予她更多的关爱。我能告诉自己的是,今天我比昨天进步了一些,而且我正在努力让明天变得更好。

此书的完成依赖一个真正的国际化团队。精彩的插图出自才华横溢的 Jiri Hlavacek 之手,他来自捷克共和国的布拉格。他的画清晰地传达了姿势和动作的信息。封面设计是 Paal Hawk 智慧的结晶,他是一位来自挪威哈马尔的非常有天赋的平面设计师。说实话,两位审阅过我手稿的编辑都没能了解并传达我的真实想法。用通俗易懂的语言去代替医学术语是十分困难的,我需要这方面的帮助。在洛杉矶工作时,我收到了住在纽约的儿子约翰的电子邮件,他在邮件里写到:"爸爸,我看过你放在餐桌上的手稿了。读完第一章之后我替你重写了一下。你看看怎么样?"在那间酒店的客房里,我的眼泪瞬时夺眶而出。我苦苦找寻的东西原来近在眼前。谢谢你,儿子!

我们的实验室和诊所为本书的内容提供坚实的科学支持。在此我必须要感谢为建立这些研究基础做出贡献的四十多名研究生和访问学者。我必须感谢那些到我们大学诊所治疗腰背痛的患者,是他们教会了我们更多的知识。最后,我要感谢很多年前就要求我写这本书的读者朋友。谢谢你们!

目　录

发挥本书最大功能

如果我们把脊柱比作汽车，把本书作者比作维修师，那么这本书就是一部维修使用手册。关于如何自我诊断脊柱状况，并明确最适合自己的康复计划，这本书将是起决定性的课本。然而，与汽车的维修手册不同，我建议你一页一页仔细阅读这本书，而不是快速略过很多页只看适用于你的某些段落。事实上，如果你是位腰背痛患者，那么整本书的内容都适合你！不像汽车修理，可能只要换掉某个零件就会解决问题，腰背痛的问题更加复杂，涉及更多的身体部位。当你开始对你的脊柱状况下结论的时候，你可能会遇到某些并不适用于你的特殊章节，你可以跳过，但一般而言我还是建议你从头到尾读完全部内容。你理解的越多，就能获得越好的效果。为了最大限度地让你读懂并有效地利用这本书，我推荐你最好通读两遍！第一遍，先在脑子里消化这些信息，把你认为特别有用的建议记下来。第二遍，身体动起来！穿上宽松的衣服，在家里收拾出一块空地，在阅读的同时按照这些诊断性测试和康复锻炼去实践。这种通读两遍的方法尤其适用于第二部分的自我诊断。

随着阅读的推进，你会遇到两种不同的"突破"板块。让我们花点时间来熟悉一下吧！

患者档案： 在这部分我们会剖析现实中的一些患者故事，并探讨一下他们自己在康复道路上遇到的一些要点和难点。尽管出于隐私保护我将他们的名字换了，但他们的确都在近30年里的某个时间来到过我的诊室。就像他们一样，不久之后你也可以讲述你自己的康复故事了。

来自领奖台的启示： 在我的职业生涯中，我有机会与许多不同水平的运动员合作，从高中业余选手到职业运动队，再到奥运会金牌得主。这部分可以为你展示我在不同运动项目中合作过的运动员的实例和经验。实际上，也许并不是谁都想成为世界纪录的保持者，但是这些人克服了腰背痛的问题，而且他们职业生涯的一部分就是要将自己的身体功能发挥至极限。在将自己的身体发挥到极限水平的过程中他们获得了丰富学识，可以传递给任何想要改善自己的脊柱的人。

重要的是要知道，虽然许多医生很熟悉我所做的工作，但有些却并不了解。如果你在读这本书的时候或者读完之后想要继续寻求专业帮助，我建议你带上这本书，以便和你的医师对你现在的恢复阶段达成共识。

此外，如果读完这本书，你想要对这类资料进行深入研究，而且有兴趣了解更多我的实验室研究工作以及研究结果，我邀请你读一读我其他已出版的作品，第一本是《下背部疾病》（Low Back Disorders），第二本是《脊柱终极健康与运动表现》（Ultimate Back Fitness and Performance）。如果你的目的仅仅是了解并解决现有的腰背痛问题，就不必再深入研究解了。我非常有信心，读完这本书之后，广大读者们将会像我一样扮演腰背维修师的角色。

斯图尔特·麦吉尔（Stuart McGill）教授
加拿大，滑铁卢

简介：
医生没有告诉你的脊柱保健秘诀

也许你正在想，到底是什么让本书卓尔不群？在你能买到的众多脊柱保健书籍里，为什么只有这本书能够改变你的人生？原因很简单：本书中的信息都来自严肃生硬的科学。消除腰背疼痛并不简单。曾经有人强烈建议我写一本类似"简单五步，消除腰背痛"这种能够吸引大众注意力的书。然而这样写既不完整，也不真实。在本书中我将会给你指导，而同时也需要你承诺按照我这个特殊版本的细节来做。

从30年前读博士期间从事的脊柱生物力学的一些早期工作，到后来在滑铁卢大学的实验室和诊所里的一些革命性的发现，这些经历帮我建立起了一定的声望，吸引了世界各地的人前来拜访，其中不乏来寻求指导的医生和科学工作者。早在《阿凡达》电影拍摄之前，我就已经使用了动作捕捉技术，与身体的生物物理信号的监测相结合，以确定运动系统是如何工作，又是如何产生疼痛的。我的团队采用了多种方法，包括研究尸体上的真实脊柱来破译损伤机制，研究疼痛的人群来揭秘疼痛的原因，进行小组研究来确定有效的治疗方法，以及经常性地与一些世界顶级运动员合作，包括来自终极格斗冠军赛、美国曲棍球联合会、美国篮球职业联盟、美国国家足球联盟、举重联合会、探险项目的运动员，以及众多奥林匹克运动员。这些多重方法有助于发现恢复身体功能更好的方式。为什么要跟运动员合作呢？因为驾驶一辆法拉利汽车能让你学会驾驶顶级汽车时可能需要的技术与技能。我们的发现使我们可能彻底地治愈相当严重的脊柱损伤，这不仅使运动员能够重返赛场，还会让他们有能力再次打破世界纪录。这是不容忽视的证明。

许多人要求我出一个普通大众容易理解的版本。但要成功重建脊柱健康并非易事，也无法简化。我能做的是，用我这些年的研究发现提炼出关于腰背疼痛诊断、疼痛原因以及相应治疗方案的一些事实，一些实实在在的真相。我不需要迎合任何的政治机构、医疗协会、药物公司或手术器械公司。在本书中你将会发现你所寻求的真相、你希望从家庭医生那里获得的指导，以及希望那些认为手术是你唯一选择的专家能事先具备的科学知识。

通常，医学"专家们"很容易忽视腰背痛，声称"你腰部的疼痛并没有明确的来源"或"这都是你臆想出来的，你的疼痛是心理问题"，或者"几乎没有改善的可能性，只能给你一些镇痛药……"，听上去耳熟吗？我来告诉你，你所求助的人给出的建议已经超出了他的能力范围或者专业水平。我每天都会听到患者描述这类的误导性建议，然而当他们按照我的康复计划实践几周后再回来时都产生了彻底的改变。通过对患者的回访，我们获知95%的人都会从中获益。

翻阅此书，你将会得到循序渐进的指导，让你的脊柱恢复到最佳状态。你会学到：

1. 从椎间盘突出到坐骨神经痛的不同腰背痛原因以及其发展。

2. 日常生活中可能造成或加剧疼痛的活动。

3. 健康的动作模式，帮助你提高无痛的生活质量，继续进行你喜爱的活动。

4. 帮你获得并维持强健脊柱的一些策略和练习。

5. 用来确定手术是会有帮助还是会使情况恶化的强制性项目检查清单。

这本书写给那些想要重新昂首阔步的人们：从怀念轻盈步伐、想要摆脱疼痛遛遛狗的家庭主妇，到饱受慢性腰背痛折磨几乎不愿意起床的前美国足球联盟运动员。这两种患者我都亲自处理过，读完这本书你就会理解我治疗患者高成功率背后的科学，并最终学会自己运用这些技术。

你应该享受下地与孩子们一起玩耍、动作轻盈如故的快乐。能够一夜安眠而不会因每次翻身都被无法忍受的疼痛惊醒不是人类最基本的需求吗？以你现在的状态继续生活并没有多少乐趣。这做起来很不容易。让你的脊柱恢复工作秩序需要自律和决心，以及坚持不懈。你需要打破旧的习惯，建立新的习惯。但是你值得让自己感受一天下来没有疼痛和不适是什么感觉。是时候重新掌控自己的生活了；是时候重新开始，给你的脊柱一次彻底的检修了；是时候找回挺拔轻盈的姿态了！

我们开始吧！

第 1 部分
"为什么是我？" 了解你的疼痛

　　第 1 章，对你听说过的有关腰背痛的一些见解和观念进行了分析。哪些是对的？哪些是你该相信的？第 2 章，介绍了关于背部的知识，不同部位是如何工作的，什么会导致疼痛。这两章的阅读顺序取决于你的学习方式。如果你更好奇为什么之前的治疗方法对你的朋友有效却对你没有作用，那么就先读第 1 章；如果你想深入了解背部的工作机制，就先读第 2 章。第 3 章介绍关于手术治疗的问题。第 4 章则是介绍背部健康的规则和指南。

第1章

破解迷思

在 最开始的两章，会让大家和我在脊柱究竟是什么及怎么运作方面达成共识。我会澄清一些常见的关于背部的迷思（myths），以厘清真相。很不幸，你们被传言围绕。毫无疑问，这些传言把你们带到了如今的痛苦之境。"千里之行始于足下"，我们需要掌握一些基础知识，然后才能继续深入，学习如何评估和自我康复。

在每次腰背痛的问诊中，很多医师花在患者身上的时间都太短了，他们往往无法得出任何确切的诊断结果，或者在仅仅看了 MRI（磁共振成像）或 CT（计算机断层扫描）结果以后就给出一个具体的结论。在我看来，这样的检查没有多少意义。从一幅影像图来确定某人的疼痛来源，就像是看着一部车的照片，在没有其他信息支撑的情况下，确定为什么引擎点不着火一样。即便可以得出诊断结果，譬如坐骨神经痛或椎间盘突出，这些诊断结果对引导患者恢复，直至真正痊愈也是几乎没有帮助的。你应该从这本书中收获的最重要的一点是，与其把关注点放在疾病的名称上，不如把注意力转移到寻找病症根源并加以解决，这样才能够实现真正的痊愈。

然而，目前整个医疗界并不这么考虑问题，而是继续关注手术这种可以在短期起效的方案，或是给患者开镇痛药而掩盖问题根源。迷思与谬论甚嚣尘上，代替了对疼痛根源充分、准确的诊断。譬如，有专家或者论著称，大多数疼痛"都是你的臆想"。但是，疼痛几乎总是有身体原因的。忽略这一点或者把问题怪到心理上，是不会解除疼痛的。我提醒大家不要因为腰背痛而单纯寻求心理治疗！从社会心理角度而言，一个患者是否喜欢他的工作，或者是否神经过敏，都可以调控疼痛信号而产生疼痛，但这些不是疼痛的起因。即使你的医生断言无法确定疼痛的来源，但这来源肯定是存在的，而且一定能够处理。

另外一个经久不衰的传言是，你会习惯你的腰背痛，腰背痛是一种一段时间后你会适应的事情，而且疼痛感会随着时间推移而减轻。错！事实是，疼痛问题拖得越久，越会让你感受到更多疼痛，而且变得更加敏感。打个比方，如果我反复地用锤子敲我的手指，我的手指就会敏化，它就会对疼痛更加敏感。到最后，手指上的组织会敏化到什么程度呢？即使是最轻的触碰，比如把手伸到口袋里面，轻轻地在裤了上扫过的时候，我都会疼得抽筋。这种情况下，锻炼估计不会有帮助，但是把锤子拿走就会有用。在这本书里，我们走向康复的第一步就是，拿走那些"导致疼痛的锤子"。你会看到，我们可以用那些没有疼痛的动作来代替导致疼痛的动作。这才是降低疼痛敏感度的真正解决方案，因为它能逐渐扩展你的活动能力范围，直至完全无疼痛。

遗憾的是，真相往往被谬论与讹传笼罩，真正受苦的是患者。他们的康复受到阻碍，他们的过往经历会强化除了手术没有其他办法的信念。这通常使他们深陷恐惧，朋友的经历也不能提供多少慰藉，因为很多那些做过手术的朋友现在也只能依靠麻醉性镇痛药度日。他们会感到绝望而沮丧，觉得自己永远都不可能让疼痛消失。

是时候让我们从谎言当中厘清事实并确立态度、方法和视角，把疼痛去神秘化，并深入了解先前失败的经历，以便真正地解决你的腰背痛烦恼。

常见的路障

让我们从识别一些通往痊愈路上的路障，或者说是藏在我们脑海里的个人误解开始，认清一些可能的"绕道"方式或者建议，从而在以无痛生活为终点的路上克服它们。

路障：在尝试了物理治疗以后我的疼痛反而加重了。

绕道：那么你应该找一个能够真正懂得你的疼痛来源，并能够直接对症下药的物理治疗师了。在这本书的帮助下，你很可能单靠自己就能完成这项任务。

路障：每次锻炼后，我都得疼3天。

绕道：在仔细分析你的训练内容结构、疼痛诱因和你一天当中其他23小时的活动以后，我们通常能够找出其中的关联。然后，我们才可以"调整"那些加重疼痛的项目来减轻你的症状。后面我们会针对这个内容讲解更多。

路障：他们说我的疼痛是心理问题。

绕道：向你自己证明你仍具有享受片刻无痛生活的能力。这本书就可以告诉你，如何将这轻松的片刻逐渐延长。

路障：他们说我必须保持积极乐观的心态。

绕道：尽管保持积极乐观是一项好的建议，但它如果作为唯一减轻疼痛的工具，就不那么有效了。我们还是努力找出你的疼痛来源并消灭它吧！

路障：有的诊所让我把疼痛指数在1到10之间记录下来。

绕道：把你的注意力转移到发现和享受无疼痛的活动上来。把那个"记录"疼痛程度的表格扔了吧！

分清事实和传言

我们讲过关于腰背痛的两大迷思，一个是说疼痛是个心理问题，另一个是说过一段时间它就会不那么敏感了。让我们再看看另外一些传言，然后逐一破解它们。

传言：如果遵从物理治疗师的方法没能治好我的慢性腰背痛，那么手术就是我面对的唯一选择。

事实：你听说过那句话吗？"当你手里只有锤子的时候，看什么东西都像钉子。"大多数外科医生看问题都是从手术刀是万能的角度出发，只要你给他们一个机会，他们就能把你的疼痛给"切除"。但是，在大多数情况下，那些被作为移除目标的组织并不是造成疼痛的全部原因。而在进行脊柱手术暴露病灶的过程中，周围健康的软组织却常常被切断和破坏。雪上加霜的是，在这个过程中有时候某根神经会被切断，给未来康复造成更多困难。在这个基础之上，如果在手术当中给脊柱加装了某些金属部件，可能会造成局部骨骼坏死，金属部件也会随之松弛。在很多案例中，如果我们不解决造成疼痛的原始起因，做手术的风险远超过它的收益。在这些个案中，患者通常过两年又会带着与之前

相似的组织损伤回来，这一次是在之前手术点之上或之下的位置。有的时候，原来的疼痛会复发，甚至更严重了。这时外科手术医生对这些结果的回答常常是："不好意思，我帮不了你了。"很多这样的患者，在我这里通过进行针对其疼痛根源的康复训练，问题得到了解决，但是也有一些患者，手术的后遗症使他们严重失能，已经超出了我的能力范围。读了这本书，你就已经在摸索非手术疗法的方向上迈出了很好的一步，避免把自己推到最后的手术选项上来。本书下一章将涉及患者该如何确定是否需要进行手术，或者何时手术。

传言：疼痛诊所的医师们应该能够给我一个长期的解决方案。

事实："疼痛管理"顾名思义，就是一种"管理"。它处理的是症状，而不是解决或者减轻问题的根源。因为疼痛是一种记录在大脑上的神经感知，疼痛诊所提供的解决方案通常是吃药和认知疗法。通常，患者被开具了很多大剂量、高成瘾性的镇痛药。这也是我常见的情况：患者在当前的医疗系统下，通过采用药物来掩盖疼痛，而忽略了解决实际的问题。

病例： Brad 对于镇痛药的依赖已经到了成瘾的地步。之前，他在疼痛诊所被医生误诊为"疼痛只在他的大脑中"，除了给他开镇痛药以外，似乎任何方法都不能解决腰背痛。他甚至被建议截掉一只脚，因为他感到那只脚有挥之不去的疼痛。Brad 来找我的时候，承认有自杀倾向，他说如果真的是他自己在脑海中创造了这些令人抓狂的疼痛的话，他一定是疯了，不值得活着了。他告诉我，我们只有 1 周用来一起找出解决方案并减轻他的疼痛，否则他就自杀。可想而知，我的压力有多大啊！在接下来的 1 周，我和他紧密合作，并向他证明他的问题是可以解决的。后来的结果是，他的脚完全健康，而疼痛来源于腰部的一根被卡压的神经。我们通过避免脊柱屈曲的动作模式，提高负责控制这些活动的肌肉力量解决了他的问题。接下来的 3 个月，他逐渐摆脱了对阿片类镇痛药的依赖，并且直接解决了腰背痛问题，重新掌控了自己的人生。今天，他生活得很幸福，拥有背部的完整功能和那只先前被医生急着要切除的脚。

传言： 腰背部的康复应该能在 6 ~ 12 周内完成。保险公司设定的赔付时长也证明了这一点。

事实： 保险公司引用的康复时长研究，实际上是在老鼠身上做的肌肉损伤实验。在人体上进行的背部损伤研究结果恰恰相反，康复时长取决于损伤的程度，通常需要采取一系列广泛的康复措施，真正的完全康复可能需要长达 10 年的时间。这并不意味着你必须再忍受 10 年的腰背痛——但是它确实意味着，你需要较长一段时间来管理背部承受负荷的方式，这样才能获得没有疼痛的生活。

传言： 腰背痛是遗传的。从我记事起，母亲就有腰背痛——我也会有一样的问题。

事实： 腰背痛不是终身的，也不是命中注定的。尽管基因可能会使某些个体比其他人更容易出现腰背部的问题，但这是可以治疗的，而且在大多数情况下是可以避免的。很多人相信他们的腰背痛只会随着年龄增长而加重。有趣的是，不少人发现他们到了退休年龄时反而疼痛减轻了，或者说他们的疼痛"慢慢没了"。他们说自己在三四十岁的时候症状最严重。大自然打磨了他们的背部关节，以减少那些产生疼痛的细微动作。有多少老年人整天抱怨他们的腰背痛呢？事实是，很少。为了保证你不是其中之一，现在就采取行动管理和消除你的疼痛吧！

传言：单单椎间盘突出就意味着一个人运动生涯的结束。

事实：受损椎间盘的恢复相比腿部骨折的恢复具有更多的不确定因素，也更不好处理。很多运动员都认为脊柱问题是他们最不想遇到的伤病。不过，在正确的康复疗程帮助下，这些问题能够得到解决。我常常与很多不同运动项目的顶级运动员合作，已帮助几百人重返职业运动或者奥运会，并获得了事业上的成功。其中很多运动员聪明地创造了自己的方法，甚至在身体承受着训练与比赛的劳累和压力时也可以管理自己的腰背问题。在和这些运动员患者合作时，我提供给他们一套新的工具来恢复他们受损的椎间盘，并且使他们以最佳竞技水平重返比赛。

> **来自领奖台的启示**：曾经有一个奥运举重纪录创造者跟我分享了一个故事，他说他在背部受伤以前，从来没有创造过世界纪录，而他现在已有了 3 项记录。伤痛变成了他的"老师"，他与我分享了一些切身体验。
>
> *"从某种程度上说，我的背部损伤是一种福音——损伤迫使我采取绝对完美的技巧：我再也不能以有瑕疵或者不良的形式进行训练了。嗯，我可以那样做，但是那会彻底结束我的运动生涯。"*
>
> 当这个世界纪录保持者再次开始训练的时候，他发誓再也不破坏他的"完美技巧"规则。他的表现一飞冲天，连续两次打破了由自己创造的世界纪录。相比因伤退役，他将损伤作为自己重定规则和提升表现的动力。

传言：我的 MRI 检查结果能给医生提供治疗过程中需要知道的所有信息。

事实：MRI 和 CT 检查对我们判断腰背痛的成因非常有限。这些"图像"能够显示你背部的变化和特征，但是这些变化或者特征可能是也可能不是造成你疼痛的原因。疼痛通常起源于功能问题。有缺陷的动作模式不断地重复，使你的背部组织过度敏感化，从而即便很小的负荷也会使你感到疼痛。

我完全不支持任何机构单凭 MRI 和 CT 检查结果就决定你是否需要做手术。这类评估必须由充分了解腰背症状并进行评估和治疗的医师亲自操作疼痛激惹试验来进行。只有当手术被认为是唯一可行的选择时（这种情况非常少），这些影像资料才可能会变得很有用。在构建你的最佳康复计划时，它们只能作为参考证据的一部分。

传言：腰背痛与大腿后侧的腘绳肌紧张有关。

事实：我们的研究发现，在大多数病例中，腘绳肌紧张与背部问题确实相关，但腘绳肌不是造成问题的原因。有意思的是，随着腰背痛的减轻，腘绳肌的紧张度通常会下降。话虽如此，当一侧腘绳肌比另外一侧紧张的时候，这种不对称性也会对腰背痛有轻微的影响，尤其是在运动员身上。这本书将教会你日常生活当中的正确动作模式，譬如怎样系鞋带。你会学到即便是腘绳肌紧张的人，也能进行这些活动，同时避免引起腰背痛。

传言：我的 MRI 上显示有黑色阴影的椎间盘，说明我有"椎间盘退行性病变"。

事实：在绝大多数的病例当中，"椎间盘退行性病变"是一项误诊。那些在 MRI 或者 CT 上看起来带黑色阴影的椎间盘，其实是脊椎内水分流失的表现。这是随着年龄的增长所有人都会出现的情况，就像脸上的皱纹会增加一样。把这个现象贴上"退行性病变"的标签是非常不必要的夸张，并且也不能帮助我们确定患者的治疗方案。不过，如果其中一个椎间盘比其他的都要明显阴暗的话，这很有可能是一个被压扁的椎间盘，

是损伤的结果——而不是衰老。如果什么也不做的话，（没有被扭曲到非自然的体位上，如瑜伽）随着时间的推移，这个椎间盘最终会变硬，然后疼痛就会缓解。在这个自然愈合过程发生时，这个椎间盘在 MRI 上自然会看起来暗一点。

传言：躺在床上对腰背痛有好处。

事实：实际上，过长时间躺在床上会引发腰背痛。让我们进一步看看这个问题。我们都知道，早上起床时会比晚上上床时的身高要高。这是由椎间盘的变化引起的。位于脊椎之间的椎间盘富含高密度的亲水蛋白链。在科学术语里，这意味着它们是"亲水"的。当我们躺平的时候，椎间盘将会充满水分，并轻轻地将脊椎之间的距离推开，加长脊椎。这也是为什么我们的背部通常在早上会感觉僵硬一些的原因。因为椎间盘在这个时候充满了液体，像快要爆的充水气球。我们早上起床的时候，脊柱再次直立起来，那些在每个椎间盘里面的多余液体就会渗出，起床以后一两个小时内我们会恢复平时的高度。这样一个自然的起伏和液体流动是非常健康的，也是我们的椎间盘获得养分的方式。但是，当脊柱在一个水平位置保持太久时，问题就来了。尽

管躺 8 个小时是健康的，时间再长的话却会让脊柱持续地膨胀，从而导致椎间盘痛。这个时候减少躺在床上的时间会有帮助，正确地选择对背部好的床垫也会有帮助。这个话题后面会再多讲。

传言：我每天都去健身房健身，这样会消除我的腰背痛。

事实：问题的关键是做"正确的"运动才能够保护你的背部而不是摧毁它。我经常见到一些很困惑的患者，他们认为已经很注意照顾自己的身体了，而他们身边那些貌似"完全不运动的某某"却好像一点腰背问题都没有。事实是，如果某人每天去健身却不会在运动过程中采取那些保护脊柱的技巧，他们更容易发展出累积性的椎间盘损伤。在健身房反复地弯曲脊柱，然后回到办公室又长时间地坐着，更糟的是日常生活任务如穿衣服、园艺等动作模式也执行得很差，所有这些因素凑在一起就开始造成椎间盘纤维环的剥离。反而是那些"完全不运动的某某"，整天坐着，他们的背部也没有经受过一个健身房明星所承受的背部负担，也不会在坐着的时候加重椎间盘的损伤。所以，就疼痛来讲，他们的背部反而好过那些健身达人！重点不是说要停止运动！秘诀在于改变你身体默认的动作模式，才能既享受到健身带来的好处，又不会损伤背部。

传言：瑜伽和普拉提是减轻腰背痛的很好方式。

事实：很多医生和治疗师都向他们的患者建议这种类型的锻炼，然而我们的研究并没有支持这些说法，实际上还正好相反。尽管某些姿势或动作可能当时令你感觉很好，但是这两个锻炼系统里面都有一些能够激惹腰背痛的成分。没有哪一种单一的锻炼项目能够对所有的腰背痛人群都有益，宽泛地给一个原因不明的患者开出瑜伽或者普拉提运动处方的做法，在我看来，是不负责任的。每一个动作都应该被充分论证并且根据需要改良以适合个体。

我对于普拉提运动的一个主要意见在于它的关键原则之一，要求脊柱平直，并且躺下时需把下背部"印刻"到地板上。这种刻意的努力破坏了脊柱的中立位置，"拉直"脊柱的自然曲度并不健康，反而恰恰模拟了很多患者的受伤机制。因为做这个动作会刺激到背部的拉伸感受器，所以很多人会体验到错误的放松感。现实中，这种缓解转瞬即逝，而且疼痛的症状通常再次回来的时候会更严重，因为它给椎间盘造成了压力。

普拉提套路里面的另外一个标志性的动作叫作"卷起"。这个动作本质上是每个脊椎关节参与的、逐节滚动的仰卧起坐。我们的科学研究已经充分证明，健康脊柱需要在日常训练中避免仰卧起坐，而"卷起"是一种错误的练习，并且把它变得更糟。这个动作以夸张的形式强调脊柱运动，给椎间盘增加了不必要的负荷和张力。而真正的目标应该是尽量减少脊柱活动，代之以髋部作为活动的中心。这个理念将会平复腰背痛。

正如我们刚才已经讨论过的，一项治疗性练习的建议必须与详细的评估结果相结合。很多医生不动脑筋地向患者建议普拉提，盲目地接受普拉提对解决腰背痛有益的说教，然而这种说法却并没有被检验过。这个必须马上停止！不要误解我的意思。很多的普拉提和瑜伽教练上过我的临床课程，他们在给特定的人设计特定的练习动作上很有经验。这些教练很明白避免某些疼痛诱因的重要性，也能够相应地调整动作来避免疼痛的加重。这里的标准是，在瑜伽和普拉提练习中，如果特定的元素根据锻炼的人做了针对性的筛选和修改，是可以对腰背痛患者有帮助的，但不管是瑜伽还是普拉提，永远不应该以"包治百病"的说法推荐给所有的腰背痛患者。

传言： 拉伸对减轻腰背痛有帮助。

事实： 尽管拉伸被普遍认为对腰背痛患者是有益的，但这是一个非常老式的想法，需要重新考量。

病例： 一个瑜伽大师来找我看病。我让她给我演示了那些让她产生疼痛的体式。她坐在地上做了一个体式，完全扭转她的脊柱并保持了几分钟。然后她就坐在原地疼得动不了，过了几分钟才能站起来。我说，"我想我知道你为什么疼了——就是因为你在做那个练习"。她觉得难以置信。先前她一直以为需要的是增强灵活性。之后她有些崩溃了。她承认在传统瑜伽练习当中，需要消除身体紧张从而促进精神的超越。我指出，她的大骨架体型相较于细小骨架的人会给脊柱造成更多的压力。正如使用相同力量去折断或扭转树枝，有时粗树枝比细树枝更容易折。我想她来找我是为了证实她的瑜伽练习是对的。但是唯一能让她好起来的办法是，停止在活动范围末端去激惹已经非常疼痛且敏感的关节。她的生活方式和谋生之道都受到了挑战，从情感上来说，这很难接受。

根本没有"拉伸"对所有患者都有益这回事，就像没有单一来源的疼痛一样。每个腰背痛案例都是不同的，正因为这样，每个拉伸动作的选择都必须非常谨慎，而且需根据患者的情况量身定制。治疗师开出的拉伸处方对患者常常是完全错误的，而且最终目标都是为了促进脊柱的灵活性。对于大多数的腰背痛患者来说，为了重获背部控制能力，这种做法其实是背道而驰。

从生理学上说，把膝关节拉到胸前的动作或者其他类似的拉伸动作，会触发"牵张反射"。这是一种神经现象，能减轻疼痛敏感度。对一些人来讲，15～20分钟内疼痛可以得到缓解，这提供了短期的解决方案。问题是把脊柱放在这个位置上时，是在激惹你的椎间盘，在你感受到了短暂的缓解以后，疼痛又会回来，而且常常更重。这就启动了一个恶性循环，腰背痛患者误以为他们的疼痛只需要"拉伸就好"，没有意识到实际上这正在制造他们的疼痛。关键在于停止这个恶性循环！

相比把注意力放在那些屈曲脊柱的拉伸动作上，你更应该把注意力转移到脊柱的稳定和控制上来。改变你的日常动作，尽可能地保持脊柱在中立位置是一个良好的开端。顺着这条路走下去才会得到痊愈，你的椎间盘会承受更少的压力，疼痛会减轻，灵活性会回归！

实质上，在处理拉伸的时候，应避免任何把膝关节拉到胸前的动作。不过，有一些针对身体其他部位的拉伸动作可能会在通往无疼痛的过程中对你有益。我们后面会再讨论。

传言： 我的朋友被某某疗法治愈了——他深信不疑。应该对我也会有用。

事实： 正如之前提过的，针对腰背痛没有一套万能的起效或者治愈方法。一套成功帮到你朋友的方法未必对你有益，因为你的情况很可能和他不同。接下来的一章会重点讲如何找到你的激痛点，以及如何把最适合你的"治疗"和"剂量"相匹配。

传言： 更强壮的肌肉将会治愈我的腰背痛。

事实： 物理治疗师往往在康复治疗当中过早地开始力量训练。原因很简单，因为力量是最容易增加的变量，而且不需要太多的专业知识。有时，他们甚至决定通过测试力量来衡量失能程度——这是受法律程序上基于力量损失（或是活动受限范围）可以获得补偿的原则所驱动的。太多的患者由于受到误导，努力去训练背部的力量，结果成为长期病号。很多情况下，他们的训练计划都需要完全推翻重来。我们可以把力量和身体的关系想象成马力和汽车的关系。如果一个功率强劲的500马力引擎装在一个很小的、破破烂烂的车架里，然后以最快速度在镇上跑一圈，那么这个超级引擎迟早要把这个脆弱的框架和悬挂系统扯成碎片。同样，一个腰背痛患者如果锻炼出与他当前耐力不相符的力量，那么进一步的伤痛是可以预见的。我们不断在背部力量很强的患者当中检验到这一点。

背部损伤是由脊柱承载负荷，然后又打破了健康的动作模式所导致的结果。维持正确的运动模式需要耐力。也就是说，相比力量，我们对有脊柱损伤的患者进行康复时，必须把耐力放在优先次序上。只有当我们提高了维持健康动作模式的耐力后，再提高稳定性和灵活性，才能进入剧烈的力量训练。

> **领奖台的启示：** Mitch 保持着两项力量举重的世界纪录。这项运动的目标是从地面上举起尽可能大的重量。迟早，身体饱受拉力的部位会被撕裂，而那些承受挤压的部位会被压扁。他有一个脊椎裂开了，就像被木匠用楔子挤进去过一样。经过几次强化这个区域的康复治疗失败以后，他到我们诊所进行了预约。我很快发现，他对自己粗糙的动作模式持有一种无所谓的态度，这意味着他总是在"揭伤疤"。他忍着疼痛继续力量训练，可是成绩却不断在下降。唯一对他有利的一点就是在他的职业生涯当中形

> 成了对专业的尊重。接下来的半年时间，他在我们的指导下遵循了一套骨骼重塑（bone callousing）方案，着重于修复骨骼和净化动作模式来缓解脊柱的压力。其他什么也不做。然后，他就以无可挑剔的动作模式逐渐地过渡到力量训练项目中。在接下来的一年内他又重回高水平竞技场。我们治疗过很多这样的案例，说明这不是巧合。

传言： "重返工作康复计划"（work hardening programs）能够帮助所有腰背痛患者重新回到工作岗位。

事实： 尽管赔偿审议董事会和保险公司非常喜欢这些计划，可事实是，虽然这些计划确实能够帮到某些个人，但是它也常常给其他人造成很大伤害。

"重返工作康复计划"的设计是用来提高患者对疼痛的耐受程度，以便受伤者能够重回工作岗位。这个计划最大的缺陷在于它的思路是，通过创造一个活动难度逐渐增加的模拟工作环境，来提高工人能够忍受的最大疼痛阈值。尽管有些人对这个计划反应良好，达到了计划要求，最后能够顺利返回工作，但是其他人会被迫承受更多的身体组织受损，使病情加重。这些人更适合渐进的康复疗程，可能需要更多的耐心，但是会产生更

好的长远效果。可是大多数的重返工作计划并不允许为个体化的进度做预算。这完全违背自然和生理法则。在那些已经发表的关于"重返工作计划"有效性的报告里面，通常会有一个"淘汰率"被列出。那些因病情加重而不能完成这个项目的个人，会被列在这个分类里面，并被贴上"不合作"的标签，暗示那是患者自己的错。事实是他们被安排了超过自己能力的负荷量，造成他们腰背部组织进一步受损。这些"被淘汰"的案例通常也不会被记录在总体成功率里面，这种筛选过的数据不再能够反映真实的"成功率"。这样的报告对于雇主企业和保险公司来说，正好给了他们一个借口来给那些不适合这个项目的人贴上"不合作"的标签，而这往往导致这些患者被保险公司从赔偿名单里面除名。这对于患者来说既不正确也不公平。

传言： 强壮的腰背具有保护性。

事实： 爆发力（功率）是速度和力的结合。本质上，爆发力是通过力量使脊柱产生活动或是弯曲。从脊柱产生爆发力存在相当大的问题，因为它增加了受伤的风险。我们来详细说一说。如果脊柱的运动或者弯曲是在高速度下发生，力（或负荷）就必须小才能避免损伤。反过来，如果施加在脊柱的力过大，那么速度就必须保持在一个低水平上才能维持低损伤风险。实际上它是一个合力，或者说是速度和力量的相对关系决定了你的受伤风险。在孤立的环境中，单独研究力或者速度都会阻碍你全面了解到底是什么把你的背部置于危险之中。

传言： 健美运动的锻炼方法会有助于康复。

事实： 健美的原则实际上会"污染"一个人的康复。练大肌肉块或者"肌肉肥大"并不能获得功能无痛。

常见的情况是，医师和治疗师把康复抗阻训练指向某个肌肉的"*孤立训练*"。这往往是在健身器械上进行的。典型的练习建议通常是多个训练动作各3组，每组10个，每周做3次这样的抗阻训练。最关键的问题是：这些健美常用的抗阻训练原则是否与提高某人的运动控制和肌肉控制能力有关？答案非常响亮，"没有"！

但是有些被开作处方的练习项目更差。试想一下这种很常见的情景：一个腰背痛的患者被告知要去做若干组的卧推。这种建议不但会导致疼痛，而且完全不能建立其无痛能力。正如物理法则所言，一个人在站立姿态下能够向前推他的体重一半的重量。我见过卧推超级明星级别的患者，他连推我们诊所的铁门都很费力。卧推的一个比较好的替代练习是在地上做俯卧撑。在我们的实验室，我们测量过多个肌肉充血练习的机制及其有效性，由此我们可以确定哪些练习对重建背部有帮助，哪些会撕裂背部。你会在本书接下来的几章里学到哪些练习最符合你的个人情况。

传言：我读了一篇关于腰背痛研究的文章，它说"什么都没用，你只能忍耐"。

事实：没有一个研究能够为像腰背痛这么复杂的问题提供统一解决方案。有对照组的实验尝试确定一种万能的治疗方法，但是这只适合于同类病情，例如糖尿病。因为腰背痛在每个个体身上的成因和相应的理想治疗方案之间差异巨大，这种类型的研究终究会得出不确定的结论。单一干预方法的研究会显示平均结果，即没有效果——有些患者好起来了，有些患者变得更差。但事实是有些人的确好起来了。那么这些人与其他人的区别在哪里呢？如果我们能够分辨他们存在相同的变量，我们才能够总结出一套对具体类型的治疗产生正面反应的症状。通过研究腰背痛的各种起因与影响，以及多年来观察患者的成功与失败，对于匹配患者及其治疗方案，我们已经总结出了一些很有价值的见解。在本书的剩余部分将与你们分享这些宝贵的见解。

传言："7 天之内治好你的腰背痛"或者是"5 个简单步骤做到无疼痛"这类万无一失的计划是很好的康复选择。

事实：目前我们已经得出的结论是，没有哪一种简单、容易的治疗方案会对每个人都有效。受损疼痛的背部不可能在一周之内奇迹般恢复。即使是在最好的情况下，你也许在一次理疗之后感觉良好，但是只要再一次触发激惹，就会旧病复发，回到从前。你的任务是通过健康的动作模式来管理受损的组织，使它们不再疼痛并给它们时间愈合。通过遵循这里给出的建议，你会加入到我和成千上万个曾经令医师受教的患者大军之中。他们再也没有发生过一次急性疼痛。

要点回顾

- 如果你的医师主要的治疗方式是依赖药物，那么你该换一个医师。
- 如果你的物理治疗师给你的只是一张各种练习的清单，那么你需要另辟蹊径。
- 如果你从你的整脊师处得到的全是"手法治疗"，而且需要反复治疗，那么你也需要另寻出路。
- 哪怕你只有一个无痛动作，你就有能力扩展无痛动作范围，最终获得无痛生活。相信你会被治愈。

第 2 章
回到基础知识：
逐步认识你的腰背及其疼痛的原因

每 当和患者谈及他们以往的就诊经验，最常见的就是他们的医生往往对他们说你有"腰背痛"，吃点药吧！或者医师只是告诉他们，你患有第 5 腰椎椎体终板"莫迪克"改变、椎管狭窄，或是更严重的椎间盘退行性病变。而患者对这些病症知之甚少。这些做法很少能真正帮助到患者。上述情况中，这些所谓的医疗专家在对患者进行评估时忽略了很重要的部分：向患者详细解释损伤和疼痛机制，而患者理解了这些会有助于治疗。很多人问我，如何理解脊柱的功能，它与身体其他部位的关系是怎样的，所有这些对个体的疼痛原因意味着什么。在很多情况下对患者评估的不足是由于医生的压力太大，他们每天要面对 40 多个患者，给每个患者看病的时间少于 10 分钟，这迫使他们简化和浓缩本来很重要的评估以及对患者的解释。我相信还有另外一些情况，就是医生真的对相关信息缺乏了解。简而言之，他们缺乏腰背健康的相关知识和培训，不足以提供你所需要的、也是本应得到的护理。

我们首先需要建立的观念是，脊柱不是独立没有支撑的立柱，像多伦多国家电视塔或西雅图和奥克兰的瞭望塔那样，漂浮在各个器官和鲜活的组织中间。脊柱其实更像一个无线电塔，那些高大的金属结构通过吊索连接到地面来实现稳定。这些吊索结构与围绕脊柱的肌肉和韧带形成的网络结构相似，它们提供力量和支撑。我们后背上附着的肌肉同时也能促进脊柱的灵活性。就像身体上的任何灵活部位一样，比如肘关节和下颌关节，不是骨头本身产生运动，而是肌肉把骨头连接起来产生的运动。后面将详细介绍背部的肌肉。

脊柱中立位

为了更好地理解脊柱骨骼结构，我们必须从它的自然位置或中立位来观察，从颅骨底部向下一直到骨盆。这个位置是脊柱的"总部"，也就是处于最小张力的位置。当处于中立位置时，脊柱最坚韧且有弹性，可以承受日常生活的压力。

当脊柱处在中立位，3 个生理弯曲便呈现出来：

1. 颈曲，颈椎连接于颅骨和躯干

之间，向身体的前方凸出（医学名词称为脊柱前凸）。

2. 胸曲，位于后背中部，上部起于双侧肩关节顶部连线与脊柱的交叉点，向下延续到胸廓底部，向身体后方凸出，使肺有更大的扩张空间（医学名词为脊柱后凸）。

3. 腰曲，位于下背部，上起于胸廓底部，向下延续到骨盆或尾骨，向前方凸出，前面有腹部器官（此弯曲也指脊柱前凸）。

> 脊柱包括三部分：上部是颈部或颈椎；中部为胸廓或胸椎；下部为下背或腰椎。当我们坐位或站立时，可把脊柱想象成一个沿着后背完美排列的竖直塔。我们感觉自己是竖直的，但是实际上我们的脊柱处于中立位，存在生理弯曲。这意味着良好的姿势后背应该呈现出 3 个生理弯曲。颈椎、胸椎和腰椎的弯曲如下所示：
>
>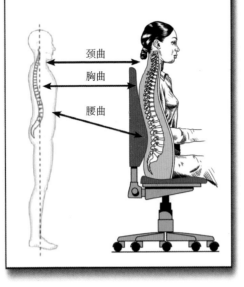
>
> 颈曲
> 胸曲
> 腰曲

虽然脊柱原来就能活动，而且活动才能使周围的组织更加健康，但只有在中立位时脊柱才最强壮、最具有韧性、最具支撑作用。我们在本书中会反复提到这个中立位置。

骨和关节（椎体和椎间盘）

脊柱是由单个椎骨相互叠加而成，每个椎骨包括骨性凸出物，称为棘突，肌肉和韧带附着其上。如果将你的手指置于后背，轻轻地触碰，你就会感到棘突。椎体位于棘突前面几英寸处（5 厘米左右）。椎间盘位于相邻椎体之间，它不是骨性结构，更像是"骨间垫片"。每个椎间盘外围具有坚固的胶原纤维环，这种胶原纤维也构成韧带和肌腱。每个椎间盘胶原纤维环里面有一个凝胶体，称为髓核。位于胶原环内的每个髓核都承受了压力，使得它有弯曲的能力——想想汽车轮胎，轮胎里的气压使其能承受汽车的重量。真正的脊椎关节位于椎间盘后方，脊柱的旁边，它们最大限度远离脏器，称为小关节，每个椎间盘旁边有两个小关节。小关节运动产生脊柱的弯曲、扭转、转动，同时小关节可对抗剪切力。与人体的其他关节相似，相邻小关节的关节面相互滑动使脊柱产生平滑的运动模式。

腰椎位于下背部，由椎骨和椎间盘组成，产生屈曲、旋转等运动。人体主要的神经通路在脊柱的椎管通过，在小关节面旁形成神经根分布到全身。这些神经根可由于损伤或劳损被激惹或压迫。椎骨有骨性凸起称为棘突，肌肉和韧带附着在上面通过杠杆作用产生脊柱的运动并保持其稳定性。

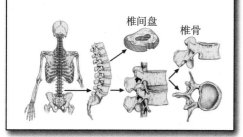

椎间盘　椎骨

如果你做过度频繁的弯腰动作，椎间盘会产生裂缝（或纤维环裂隙），并最终会破裂。矛盾的是，较大的椎骨更容易损伤，因为它们的弯曲压力更大（相对于较粗的柳枝，你更容易弯曲较细的枝条）。这就是为什么一个脊背粗壮的人在做仰卧起坐时更容易发生背部损伤，而纤瘦的人反而不容易受伤——运动对不同人体影响方式是不同的。

相邻的两个椎骨和其间的椎间盘形成一个运动单位，脊柱就是有很多这样的运动单位组成。椎间盘中间有一个受压的凝胶状核，它能把负荷传递到下面的脊椎，同时还允许脊柱弯曲。另外，每个运动单位还有两个小关节，它们可以引导脊柱活动。如果脊柱过度地反复弯曲或扭转，这些小关

节就会受到刺激而产生疼痛，最终发展为关节炎。另外，如果椎间盘损伤，小关节也会加快磨损。

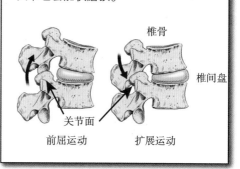

椎骨

椎间盘

关节面

前屈运动　　扩展运动

神经

脊髓位于椎管内，从脑部向下穿过脊柱，神经根从每个椎骨水平伸出。神经会感知疼痛，具有支配运动并控制内脏器官的功能。脊柱受损会激惹或压迫到神经根，产生背部疼痛，并且会导致受此神经支配的肢体远端区域产生疼痛和麻木。椎间盘突出和关节炎不仅导致背部疼痛，还会引起臀部、腿部和足部的疼痛。

神经就像绳子一样，当人体活动时它们可在长度上产生微小的变化。如果神经在其走行的任何位置上被压迫或受到摩擦，都可产生疼痛。本书后面会介绍一些训练计划，这些科学设计的训练可减轻神经激惹和疼痛。

神经敏化往往伴随着机械刺激，损伤和缺少活动是导致机械刺激的原因。我将引导大家通过减少激惹的方式降低患者的神经敏感性。

神经根位于每个关节水平或运动单位。椎间盘膨出或小关节骨性关节炎是引起局部疼痛和该神经支配区域内肢体疼痛的两个原因。

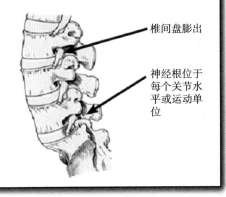

椎间盘膨出

神经根位于每个关节水平或运动单位

腰椎的神经根组成主要神经。坐骨神经起自下两节腰椎水平，当被激惹时会导致臀部、大腿后面、小腿腓肠肌、踝关节及足与足趾周围的疼痛。股神经在下图没有显示，它由来自上三节腰椎水平的神经根组成，当被激惹时可导致大腿前侧的放射性疼痛。而所有这些症状都是由于腰椎的损伤和激惹产生的。

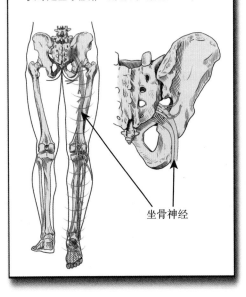

坐骨神经

肌肉

为了更好地理解解决疼痛的最佳方法，以及应该选择什么样的运动、姿势和负荷，就必须深入了解肌肉是如何工作的。我们应该专注于发现无痛的动作模式。为了交流顺畅，我将在这儿分享一些重要的人体解剖基础知识和解剖学名词及术语等。这些知识可能对你来说是全新的，有些你可能以前听说过，但是应用正确的学术名词和详细地解说是最基础的一步，这些知识将成为你的工具，最终使你成为你自己的腰背维修师，所以请你有些耐心，跟着我走。

前文提到，反复的脊柱弯曲会导致椎间盘纤维环产生裂隙。我们需要知道的重要一点是：肌肉会在这个过程中起到保护作用。肌肉排列在脊柱周围，首要的作用是对抗脊柱的运动。如果躯干肌肉软弱无力、失去平衡，或两者兼而有之，则会带来脊柱问题。

正确认识腹壁并且考虑它与脊柱的关系。腹直肌是腹壁前部的肌肉，也就是通常所说的"6块"腹肌。腹斜肌附着在腹直肌两旁，它们位于腹壁的侧面，这种特殊的结构形成了环绕躯干和核心的环箍。工程学分析证实这种结构非常精巧，就像一个弹簧，能储存和恢复能量，使你能投掷、踢腿、跳，甚至行走。这种有弹性的核心结构可传递髋部产生的巨大力量，在提高功能的同时也缓冲对脊柱的冲击。

很多腰背疼的人不知道应用这一原理，还有很多人喜欢像锻炼肱二头肌那样锻炼核心肌肉——让肌肉在其活动度内收缩。他们犯了一个大错误——一个可能导致疼痛的错误。

后背的肌肉有竖脊肌（包括多裂肌、最长肌、髂肋肌）、腰方肌、背阔肌、菱形肌、斜方肌，还有很多脊柱旁很小的肌肉。竖脊肌收紧，支撑脊柱避免向前弯曲，同时也能平衡部分剪切力。但是为了保持脊柱处于竖直或中立位，背阔肌是一个很重要的肌肉，它能稳定脊柱，在提高运动能力时表现出更好的弹性和韧性。背阔肌还参与完成举、拉、搬运等工作。

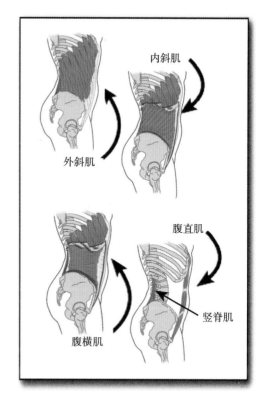

腹部肌肉的前面和侧面观。这些肌肉层状分布，形成一种机械复合体，就像胶合板一样，既能产生力量也具有一定硬度。这些肌肉像吊索一样稳定脊柱，使脊柱具有承受负荷、控制运动、促进呼吸等功能，可以理解通过反复仰卧起坐锻炼腹肌达不到减轻腰背痛的目的，因此必须得有其他的训练方法。

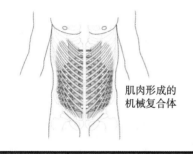

肌肉形成的
机械复合体

腰方肌形成脊柱外侧的吊索结构，在行走等运动时发挥作用。腰肌会使髋关节屈曲，免于损伤脊柱。

脊柱通过骨盆与下肢相连，重要的肌肉包括腰肌、髂肌以及分布在髋部的其他肌肉，如臀大肌、股四头肌和腘绳肌。这些肌肉既独特又不可分割。它们产生髋或下肢活动的同时也会影响到脊柱。当背部和髋产生疼痛时这些肌肉的功能也会改变，例如，疼痛往往在伸髋活动中抑制臀肌，导致腘绳肌过度代偿，进而又对脊柱和髋关节产生伤害。具体来说，当腘绳肌处于主导地位时，它会把股骨（大腿骨）向前推，股骨头的位置就会移动到髋关节的前方，进而导致在做深蹲时产生疼痛。这个例子解释了为什么症状经常会形成模式，也解释了为什么脊柱的综合康复不仅包含背部肌肉，还要包括髋、肩、腿和上臂的肌肉。

背部肌肉有的仅仅跨越一个关节，有的可以跨越很多关节。这样绝佳的排列方式可大大提高它们的功能。

腰方肌

最长肌

腹斜肌   髂肋肌

背部肌肉协同合作，互相提高，形成的系统强壮坚固，大于单个肌肉功能的总和。后面的吊索系统在一些情况下有助于制动，另一些情况下产生运动。它也会对抗剪切负荷，以保证脊柱的安全。

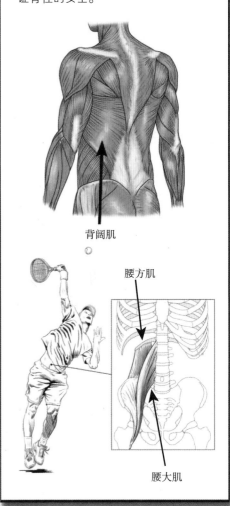

背阔肌

腰方肌

腰大肌

没有哪块肌肉只有一种功能，因此，简单地把肌肉概括为"脊柱伸肌"将会误导康复。最重要的一点是灵活的脊柱必须要绷紧才能承受负荷。各个肌肉以不同的方式合作来确保脊柱具有"充分的稳定性"。只有这时

肌肉的协同作用才能产生动作、承载负荷。肌肉跨越几个关节意味着它在一个关节的活动通常受到其他关节的约束。不可能只改变一块肌肉而不对

全部肌肉所组成的"管弦乐队"产生影响。就像管弦乐队一样，所有的演奏者必须在节奏上相互配合，在音量、节拍和时间上保持一致才能奏出美妙的音乐。肌肉的功能与此有相同的规律。

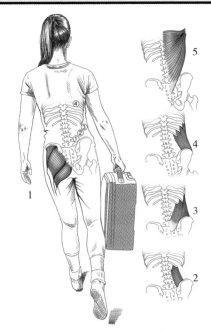

　　搬抬是一个很好的例子，它能说明许多肌肉功能。（图1）支撑一侧的臀肌帮助支撑骨盆，这样另一条腿就能向前跨步。非支撑侧的腰方肌（图2）协助防止骨盆下降。腹内斜肌（图3）防止骨盆倾斜，抵抗躯干扭转，以便让髋带动腿向前摆动。腹外斜肌（图4）与腹内斜肌功能相同，只是对抗躯干扭转的方向不同。背阔肌（图5）连接肩关节和脊柱，提供力量对抗脊柱向前弯曲。**上述这些肌肉任何一个功能减弱都将危害脊柱并最终产生疼痛。**

　　一方面，这一切都是如此复杂多变。但是另一方面，由于疼痛所带来的功能扰乱有它的特点，且容易鉴别，我们可通过一些简单练习来纠正。这些练习是对无痛模式进行的"再教育"。让腰背痛患者进行健美类练习存在的问题在于，这类练习没有让患者在无痛情况下具备完成动作的能力。而本书介绍的运动方法被证实既能培养动作完成能力又能确保无痛。

结缔组织

　　结缔组织是由韧带、关节囊和筋膜组成。它们的作用是限制关节终末活动范围。筋膜还能把不同的部分连接起来。它们的功能还有很多。在关节活动范围的终末位置，这些组织会被牵拉紧张并产生疼痛。反复进行同一个动作或活动就容易这样。疼痛可能是局部的，但是在一些情况下可引起远端的牵涉痛。这种疼痛的特点是发病缓慢但持续时间长，不会带来刺痛的感觉，而且不会很快康复。这跟椎间盘突出的症状正好相反。

　　筋膜就像肌肉坚固的外套，分好几层包裹着肌肉和肌束。在肩关节、髋关节和腰部，它可产生令人"纠结"的疼痛。有趣的是，外伤可能会使纤维性肌痛病变区域的筋膜高度敏感，这样大脑对疼痛会再度敏感。我们采取的最好方法就是指示患者如何做无痛的动作，慢慢地形成无痛的动作模式。这个方法就是训练大脑用无痛的动作模式代替原来疼痛的动作模式。

病例：Dania 刚从监狱出来后就前来就诊。她目睹了她丈夫被谋杀的过程，她自己在这一过程中经受精神创伤。她自述背部疼痛，令人"纠结"的疼痛，与纤维性肌痛的症状一致。别人认为她是一个骗子，一个有心理问题的人。

身体和精神的创伤通常与纤维性肌痛密切相关。我让她在诊室外的走廊行走，观察她的步态。从她的步态可以看出低沉压抑的状态——双肩下沉、背部肌肉紧张，感觉紧束疼痛。站在角落的一个学生吓到了她，她反射似的双肩高耸，肩膀处的肌肉纹理清晰可见，剧烈的头痛和腰背痛令她十分痛苦。

慢慢地，我们教会她简单的无痛的运动模式，纠正了她的姿势。我们"教会"了她的神经系统去适应无痛的活动。经过几个月的治疗，虽然没有完全治愈，但是她适应了这些训练，可以增加活动量。她恢复了自信。恰恰是对她症状和病因的充分理解为我们指明了治疗方向。她原来的医生并没有考虑到这些关键因素，对病因缺乏了解，更糟的是，他们并没有意识到自己的无能反而责怪患者。

运动和负荷

前面介绍了脊柱的基本解剖结构，以及它们是如何作为一个整体发挥作用。这个阶段我们还会介绍并且解释负荷、刚性和灵活性的概念，以及不同的动作模式如何导致疼痛。

什么是负荷

当我们抬起一件物体或推开一扇沉重的门时，力就会反作用在身体上。这些是直接作用在身体上的力。但是更重要的是机体内部产生的负荷。比如手拿 5 磅（约 2.2 千克）的物体，肘关节屈肌就得收缩来维持这一姿势。但是肌肉的力点距离关节太近（力臂大约是阻力臂的 1/15），这意味着肌肉收缩的力是物体重力的 15 倍，就是 75 磅（约 34 千克）的力。肘屈肌跨越肘关节，因此就会对关节产生 75 磅（约 34 千克）的压力。这样肘关节就得承受 75 磅（约 34 千克）的负荷以使手拿得起 5 磅（约 2.2 千克）的物体。

手持 50 磅（约 23 千克）的物体时，作用在肘关节的力就达到 750 磅（约 340 千克）（这都快要半吨了！）。脊柱上力的放大效应与此相似。当弯腰用手抬起一件物体，你后背的肌肉就会收缩，肌肉的力臂很短，由此产生巨大的力会作用在脊椎关节上。我们向前弯腰大约会产生 1/3 吨重的力，这就是为什么应用节省关节受力的力学方式非常重要——让物体在抬起的过程中尽可能靠近身体。还要明白那些反复和持久的姿势同样会对脊柱造成过大的负荷（在下面两章会详细介绍）。

姿势如何决定脊柱负荷与疼痛

你的姿势和运动决定了作用在关节上的负荷与压力。压力会影响疼痛。正确理解脊柱弯曲产生压力和剪切力的原理，将指导你做出必要选择以避免疼痛。

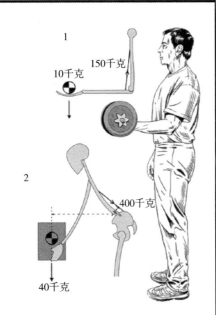

由于力臂很短，手持 10 千克的物体时肘关节屈肌需产生 150 千克的力。肌肉跨越关节会把很大的力作用在肘关节上。同样，背部肌肉收缩所产生的力也会作用在脊柱上。手持物体距离脊柱越远，背部肌肉的收缩力就会越大，作用在脊柱上的负荷就越大。即使抬起一件很轻的物体，如果物体距离身体较远，脊柱也会经受大约半吨的压缩负荷。这说明应用正确的运动力学非常重要。

压力可挤压关节，压力大部分是由肌肉收缩产生的，这就是为什么选择正确的姿势、动作和练习是如此重要。

剪切力与压力在方向上垂直。它们导致关节相互摩擦。这是不稳定的活动。剪切力与负荷及姿势有关，但是可通过肌肉收缩和脊柱本身的姿态调整而减少。

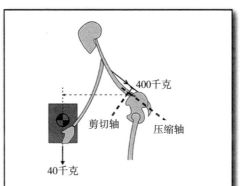

随着脊柱弯曲的角度增加，作用在脊柱的剪切力也随之增加。这样形成的剪切力可诱发疼痛，应尽量避免。那些对压力敏感的人也应该避免向前弯曲，因为这会导致更大的肌肉收缩力，肌肉收缩力可沿着压力轴对脊柱产生很大的压力。

身体前屈

脊柱就像一根能弯曲的杆子，弯曲时椎间盘会发生变形。想象一下拿着一根铁丝衣架，反复前后弯曲，最终铁丝会疲劳并断裂。脊柱反复弯曲产生的累积效应与此相似。最终椎间盘的纤维环会破裂，里面的胶状髓核会从破裂的纤维环中漏出。这就是很多人疼痛的根源，尤其那些55岁以下的人。避免这种疼痛的关键是弯腰时要屈髋而不是弯腰。髋关节是球窝关节，所以更适合屈曲，而脊柱就像一根可弯曲的杆子，它会因为反复的弯曲产生疼痛。

躯干和背部的肌肉与四肢肌肉完全不同

肌肉复杂的收缩模式是通过人体的电脑——大脑控制的。但是躯干肌肉的控制与四肢肌肉的控制明显不同，因为四肢肌肉收缩主要是产生运动而躯干肌肉首先是要制动。

就拿简单的动作"行走"来说，如果脊柱不保持一定的刚性和稳定性来完成制动，腿部动作是不可能完成的。骨盆需被固定住，我们才可以抬起一条腿向前迈步，同时另一条腿支撑体重。如果没有腰方肌（腰椎两侧的肌肉）收缩以便在侧面固定骨盆和脊柱，腿就不可能向前摆动，行走的动作就不会完成。这时腰方肌既不会缩短也不会变长，它只是单纯绷紧变硬来稳定脊柱。这就是为什么我们必须训练这块肌肉，但不会让它产生动作。在本书中会介绍这些独特的训练内容，这对脊柱的健康至关重要。

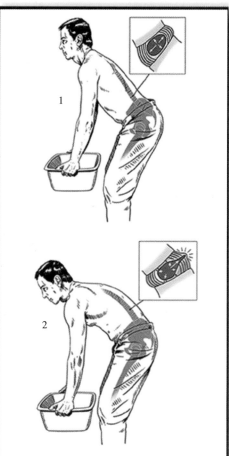

上面两图中，两个人都在抬起一个盆，但是他们发生腰部损伤的风险却大不相同。（1）图中，注意他是应用髋的屈曲来让身体向前弯曲，他的脊柱没有弯曲和变形。他椎间盘的自然楔形结构没有改变，因此椎间盘就没有额外的压力和风险。（2）图中，注意与左图对比，他以弯曲脊柱为主，只伴有髋关节少量屈曲。他的椎间盘会承受很大的向后的力。在反复的挤压刺激下，髓核会向后移动，最终会穿透层层纤维环。这就是椎间盘膨出的原因。预防策略就是屈髋而不是弯腰。

病例：Dennis 玩橄榄球时"伤到了"腰背，但只有在高速奔跑和变向时才会难受。评估显示他的侧桥评分明显低于平板支撑和鸟狗式评分，说明他外侧的核心力量存在缺陷。他的腰方肌没有练到其他核心肌肉的水平。"提箱子"动作练到了这块肌肉，却没有改变肌肉长度以至可以完美解决他疼痛的诱因。后来Dennis 充满激情地重返赛场。我后面将介绍这些细节。

我们再结合开门的动作说明这个问题：当前臂前伸，手握门把时，髋和腿就像是扎在地里的根。上半身和下半身发力方向不同使脊柱产生扭转。躯干肌肉收缩绷紧对抗这种扭转的趋势，我们称之为"脊柱保护"（spine – sparing）活动策略。

四肢的肌肉收缩产生肢体运动需要一个能固定住的躯干。这一原则也是高水平运动表现的根源。有些人只知道让脊柱弯曲而不知道利用髋的力量，这不仅伤及脊柱还会限制他们的运动能力。在日常生活中，这一原则也适用，如果躯干肌肉不十分强大，即使我们做一个简单的动作，比如伸手开门，脊柱都会被迫弯曲产生压力并最终导致疼痛。

上述内容非常重要，我们训练核心来制动，训练肩和髋来产生运动。

这需要两种完全不同的原理和方法。很多专家错误地用同一种方式来训练这两种完全相反的功能，这样可能导致疼痛、运动能力变弱，甚至造成损伤。脊柱和躯干最好能像和谐的芭蕾舞剧那样相互配合；我们需要优化上下肢与高活动度关节之间的连接。

人体需要保持平衡，弱链需要加强。身体的所有组成部分（包括脊柱）需要在一个功能良好且无痛的模式下共同协作。记住核心的不同之处，它的训练方式不能与身体其他部分一样，因为四肢肌肉主要产生运动而躯干肌肉首先是制动。

肌肉的力和硬度

一些人会错误地认为柔韧的脊柱肌肉是健康的关键，其实"刚性"才是。类似于坚守，就像有人要用拳头打你的肚子，你会绷紧腹部的感觉。

当肌肉收缩时它能产生力量同时也保持刚性。有时肌肉收缩以增加力量为主，有时以增加刚性为主。所有的肢体运动都需要坚固的核心作为基础，坚固的核心使脊柱能够承载负荷。想象有一堆橙子摞在一起，如果在上面放个重物，那么这堆橙子会很快倒塌。如果把牙签刺入橙子，再用绳子把橙子串在一起，使它们彼此相连直到地面，那么这堆橙子固定得非常稳定，不会坍塌。脊柱也是这样工作的，再配合着椎骨上的棘突附着肌肉，肌肉把椎骨连接起来形成一个整体。核心肌肉形成的核心硬度至关重要。

很多人开具了运动处方，但没有认识到背部肌肉的功能特点，只单独锻炼腰背部肌肉，进行腰部肌肉的渐进抗阻训练，这样做的结果会加重疼痛。为了减少背部疼痛，躯干的旋转必须来源于肩关节和髋关节，尽量减少脊柱本身的旋转和弯曲。

所以，核心肌肉的定义需包括所有连接骨盆、脊柱和胸廓的肌肉，而且我们也要把跨越髋关节的肌肉加进来。

这一点的实际意义非常深刻：脊柱的治疗性训练和核心肌肉训练必须与髋及四肢的肌肉训练遵循不同的原则。因其特殊性，必须给予核心特殊关注。

- 四肢（和髋）的肌肉的作用是产生运动。
- 核心肌肉的功能首先是制动。
- 躯干肌肉的训练和肢体肌肉的训练必须遵循不同的原则。

脊柱的稳定性和灵活性

我们已经知道躯干保持自身硬度可防止脊柱承载时的折损。我们也了解到坚固的脊柱能促进四肢的运动。这至关重要的脊柱硬度像是给脊柱的关节穿上一件紧身衣，使关节免于产生引发疼痛的微小活动。脊柱只有保持硬度才能保持稳定并具备良好功能。

稳定来自肌肉的刚性。脊柱的稳定性取决于脊柱周围肌肉的收缩方式，而不是肌肉力量。损伤常导致关节松弛和疼痛。如果刚性不足微小活动就

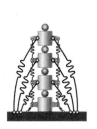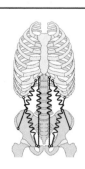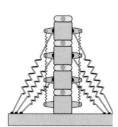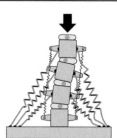

肌肉起到吊索的作用，让灵活的脊柱可以获得充分的刚性来承载负荷，同时还能活动。有的肌肉稳定单个脊柱关节，而另外一些稳定好几个脊柱关节，这两类肌肉都很重要。

脊柱刚性不足可导致脊柱弯折并产生疼痛。相反，刚性太高的也会压伤脊柱。刚性必须是可调节的，类似于电灯的亮度调节旋钮，而不是简单的开关。我将为大家介绍如何用无痛的方式"调节"肌肉。

会引起疼痛。这一点至关重要，所以我们会有一套有效的肌肉"吊索系统"和"紧身衣"围绕着脊柱。

刚性和肌肉用力大小要调整到与所需要完成的任务相匹配——如果我们发力过度，就会给脊柱压上巨大的负荷。

然而，如果肌肉发力（以及肌肉张力）足够，就可以保证脊柱有足够的硬度来预防关节微小活动导致的疼痛。正确的训练是在合适的时间用正确的方法训练脊柱的控制性和稳定性。

要达到足够的稳定性，肌肉需要在全天都保持一定刚性，而不是一段时间。肌肉收缩水平并不重要，但它们的收缩必须是持久的。这就是为什么稳定性训练总是从耐力训练开始。临床医生常会存在一种误解，认为应该先提高力量再训练耐力，但是恰恰相反，首先需要的是耐力，其次是力量。过早太多的力量训练会给腰背痛人群带来更多问题。

仍然有很多人相信减轻疼痛的关键是提高脊柱的灵活性，而相反的观点通常是正确的。具有讽刺意味的是，一些医生总是给予患者一些泛泛的建议，比如去游游泳或者练习瑜伽、普拉提。有些人可能会从瑜伽和普拉提练习中获益，但只有对疼痛触发进行评估会才能揭示到底哪种方式有效。灵活性对肩关节和髋关节很重要。在进行脊柱承受负荷的活动时，大多数

腰背痛患者需要通过加强躯干硬度的方式去完成，而不是让脊柱更灵活。

太多的人其实不必经受腰痛之苦，问题出在有人给了他们错误的简单练习指导。

你曾经听取过什么样的运动指导？

理解损伤机制

疼痛敏感是由于某些不恰当的动作造成脊柱部分阶段负荷过重造成的，这是一个明确的因果关系。认识和避免不同的损伤机制对享受无痛生活至关重要。在一些案例中确实存在遗传因素决定某些特定人群容易罹患某种背部问题情况。例如，北美因纽特人有更高的骨折发生率，他们天生就有比较薄的"椎弓骨"。据报道，因纽特人中有些椎弓骨折或脊椎滑脱的案例就是由于这种遗传性倾向引起。这就是说，所有的腰背痛都可以有效管控。了解你疼痛的触发因素，你就可以理解如何消除这些触发因素或者尽力避免损伤的发生。这就是我们最终的目标。

让我们看看一些最常见的背部损伤、损伤原因以及如何避免损伤。

椎间盘突出：这种损伤是由于两椎体间的椎间盘向周围突出，突出物压迫神经造成的。一般有两种疼痛发作模式，一种是慢性发作，与长期脊柱弯曲姿势有关，比如久坐；另一种是急性发作，常伴有剧烈刺痛，多与

脊柱前弯的动作有关，比如弯腰从地上捡起一支铅笔。急性期往往持续两周，椎间盘突出引发的炎症反应将会消除。人们一般不知道这种情况其实是你自己造成的！学会避免导致椎间盘突出的原因是关键因素。椎间盘突出有三种突出类型。

第一种，最常见的椎间盘突出是椎间盘集中向某一方向突出。这是由于反复地在背离突出的方向弯曲脊柱。例如，突出位于椎间盘的左后方，表示脊柱反复的向右前方弯曲。这种类型的椎间盘突出通常见于那些手持工具反复做同一动作的职业，比如卡车装卸或用铁铲挖掘等，也见于运动员和臀部不对称的人。臀部不对称常常意味着一侧髋比另一侧僵硬，使人们倾向一个主导方向运动。

这种类型椎间盘突出的疼痛或损伤是可预防的，就是学会一些正确的脊柱屈曲方式。后背承载越多负荷，弯腰的方式越要注意。好消息是你有能力减少突出。比如猫驼练习（cat－camel）就是一个很好的保持脊柱健康的动作，这个动作是双手和双膝撑地，脊柱向上拱起成半圆形再向下弯曲成弓形。这个练习对椎间盘是无害的，因为它对椎间盘产生的压力负荷很小。相反当站立弯腰从地上捡起东西时，由于背部伸肌的收缩会对椎间盘造成很大的压力。你可以通过屈髋代替弯腰来消除这种风险。你会发现这种类型的突出是"动态的"，说明你选择

的运动模式有些会减少突出的风险，有些会增加风险加重疼痛。这是个好消息，你能实际控制这种类型的突出，使椎间盘退缩回原来的大小。

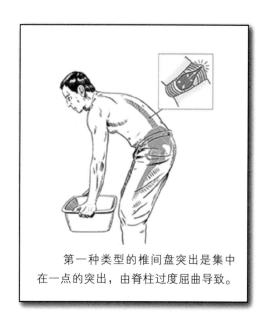

第一种类型的椎间盘突出是集中在一点的突出，由脊柱过度屈曲导致。

第二种类型的椎间盘突出是椎间盘失去高度导致的。就像一个漏气的轮胎，变扁平的椎间盘向四周突出。这样的椎间盘突出很难回缩，缓解这种疼痛的方法不同于前者，关键是明确导致疼痛的动作并停止做那样的动作，然后建立无痛的动作模式，使无痛的动作模式形成习惯。

第三种类型的椎间盘突出实际上是椎间盘撕裂。椎间盘的外层是由胶原蛋白的同心环组成，就像洋葱一样。这些纤维环可以相互分离，椎间盘中央的髓核就可能进入纤维环之间的缝隙。这种类型的椎间盘突出通常是由于脊柱过度扭转造成的。解决措施呢？

避免扭转！大多数人不知道在一天生活中做了多少次无意识的扭转动作。平时要有意识地来避免脊柱扭转，例如从汽车里卸货时，减少扭转就会减少这种椎间盘突出相关症状。时间长了组织就会很坚韧，不会产生疼痛。

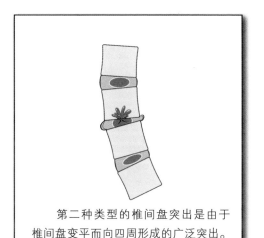

第二种类型的椎间盘突出是由于椎间盘变平而向四周形成的广泛突出。

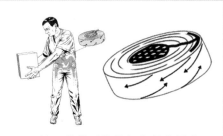

第三种类型的椎间盘损伤是由反复的扭转压力造成的，首先弯曲使纤维环变弱，然后扭转使同心环分离，形成椎间盘撕裂。这种损伤需要不同的治疗方案。

总而言之，椎间盘突出通常会随着你的习惯动作改变形状。学会利用屈髋而不是弯曲脊柱来弯腰是关键。通过正确的练习、运动和姿势调整，

椎间盘突出引发的疼痛将会减轻，并可能达到无痛。

终板损伤和扁平椎间盘：当脊柱承受了过度的挤压力，首先受伤的位置会是椎体的骨质部分。终板下可产生微骨折，然后终板会随之破裂。如果破裂足够大，髓核就会逸出并进入椎体，导致椎间盘变扁平。这会引起椎体内的炎症反应，带来后背中央区钝痛。在这一环节，最好避免增加脊柱压力的活动，比如搬抬重物或弯腰等。

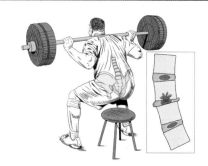

在过度的挤压负荷下，构成椎间盘顶和底的终板就会承受过大的压力，最终破裂。它将不能容纳高压的髓核。终板的破裂使高压的髓核逸出进入椎体骨质内部。这导致疼痛的炎症反应，椎间盘扁平化、压迫神经根。换句话说，这种损伤会诱发很多疼痛。

椎间盘退行性病变：这是一个医生经常给予患者的模糊病名。医生认为这是患者自身存在问题才导致椎间盘发生裂解。这是一个常见的诊断，但也经常是一个错误的诊断。放射学医生经常给予这样的诊断，是基于见

到椎间盘变扁平或出现水分丢失，甚至脱水等变化。随着年龄的增长，椎间盘的水分会自然减少，这不是疾病。如果退行性椎间盘病的诊断只是基于一个或两个椎间盘出了问题，这提示损伤发生在脊柱特定的区域。这些个别损伤的椎间盘需要具体解决。真正的早期椎间盘退变出现在整个脊柱，不仅仅在某一个节段。矛盾的是，在这样的案例中椎间盘由于丢失水分会使脊柱变得僵直，随着时间流逝椎间盘源性疼痛反而消失了。好消息是患者的脊柱疼痛不治而愈，坏消息是脊柱变得有点僵硬，会影响到日常活动，比如早上起床穿袜子都变得费力。

脊柱滑脱： 脊柱滑脱就是一个椎体相对于另一椎体的滑动。这种病变通常是上面的椎体相对下面的椎体向前滑动（向后滑动为后滑脱）。通常情况下椎体后面的椎弓发生骨折是导致滑脱发生的原因。椎体滑脱的疼痛特点是持续不间断的。背伸运动可导致更多的局部激惹和剧烈疼痛。椎弓骨折是由于脊柱反复地弯曲和旋转并达到最大的活动极限。脊柱滑脱常见于体操运动员、板球投手，还有一些进行举重训练的人群（例如美式橄榄球前锋）经常在负重的情况下反复地弯曲脊柱也容易发生脊柱滑脱。预防机制其实比较简单——避免反复地在全范围活动脊柱（也就是避免达到屈和伸的最大限度），尤其是在负重下。患有脊柱滑脱的人应该避免让脊柱产生剪切力的活动和姿势，比如弓背、

壶铃甩摆、游泳等。也应该避免脊柱过度弯曲的动作（比如充分弯腰捡东西）。

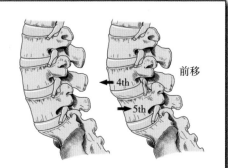

在这个脊柱滑脱的例子中，腰4椎体相对于腰5椎体向前移动。这会导致神经根管狭窄，神经根受到挤压，产生局部疼痛和放射性疼痛。所有的运动都是疼痛的。

坐骨神经痛： 坐骨神经痛是指起源于脊柱，但是只感觉到坐骨神经支配的臀部和腿部后面疼痛。坐骨神经的分布沿着大腿后面向下直到小腿和足趾，向上可追溯到腰4至5和腰5至骶1节段的神经根。臀部和腿部的疼痛是坐骨神经受挤压的结果。在年轻患者中，神经挤压可能来自椎间盘突出（见上面椎间盘突出的章节）。但是在老年患者中，神经挤压多来自骨刺。治疗坐骨神经痛的关键依赖于消除神经挤压。上述两种坐骨神经痛都受姿势和脊柱负荷的影响。但是两者的治疗方法各异。这在下面的章节将详细介绍。

股神经疼痛： 大腿前面的疼痛通常是股神经受到挤压所致。髋关节疼

痛也会牵涉到大腿，但是通常只放射到大腿的中部偏内侧。股神经来自上腰椎的神经根。股神经疼痛患者与坐骨神经痛患者的治疗过程基本相同，只有很小的区别。

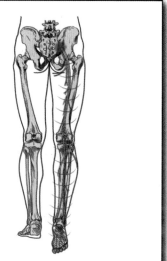

坐骨神经痛是由于腰神经根受到激惹而发病。神经根激惹的原因可能是椎间盘突出或其他原因，理解病因将有助于治疗。

放射性感觉：放射性疼痛可位于皮肤（皮节）或某个特定肌肉（肌节），多是由于腰椎的神经根受到挤压导致的。你可能在做某一特定动作或长时间保持某一姿势时感觉足部麻木。减轻疼痛的关键是鉴别和避免这些触发因素。注意不是所有的放射性症状都与脊柱有关，比如大腿中间的深部钝痛可能是髋关节病变的结果。下肢血液供应受到影响（跛行）通常是放射性症状的另一原因。一定要通过家庭医生的检查来排除这些可能的疾病。

椎管狭窄：椎管狭窄是指脊柱的神经通道——椎管发生狭窄。狭窄可由很多因素导致，突出的椎间盘、骨关节炎或肥厚的黄韧带等。椎管狭窄可导致上面提到的坐骨神经痛和放射性症状。后面将介绍几个应对策略来消除这些症状。

肌肉疼痛：很多医生会过早宣称背部肌肉的疼痛是"扭伤"或"撕裂"造成的，实际情况远非如此。他们通常开出肌肉松弛剂来应对这种疼痛，这只是一个暂时的修复。即使扭伤和撕裂确实发生过，但这基本上也不是肌肉疼痛的原因。更可能的是脊柱深层组织产生的问题，然后牵涉到肌肉组织使它们感觉疼痛。制订基于肌肉的治疗计划时一定要注意，一些措施如牵伸会刺激牵张反射，可能暂时感觉良好，但长远看可能会对脊柱深部产生更多的伤害。因此需要综合检查来确定疼痛的来源，只有这样才能有效解决问题。

小关节病变：脊柱活动是由小关节（关节突关节）的活动来引导的，其敏感时，某些特定的动作可导致疼痛。疼痛通常缓慢发作，需要几周的时间来缓解。鉴别导致疼痛的动作并避免它，用髋关节的活动代替脊柱的活动，这些都有助于缓解症状。

韧带扭伤或撕裂：当关节被迫处于尴尬姿势时，例如武术中被擒拿时的身体状态，韧带会从椎体骨质上撕裂脱离。韧带本身也可在撞击负荷下从中部撕裂，比如车祸导致的损伤。受损的韧带造成关节松弛和长期疼痛。通过控制动作、绷紧肌肉来避免脊柱弯曲，关节能够自我调整，实现稳定——这个过程可能会超过一年。

脊柱侧凸：脊柱呈现出侧向弯曲的"S"形曲线，这种脊柱畸形可导致椎间盘突出、关节不稳定以及其他损伤。有些人的脊柱侧凸是在发育期形成的，我在以前的著作中介绍了脊柱侧凸的评估，很多应用施罗特练习（Schroth exercises）进行治疗。这种治疗方法能应对很多难缠的患者。

肌肉抑制：这种僵硬的感觉通常是髋和腰背痛的并发症。特定肌群受到抑制，其他肌群过度激活并感觉紧张。通常腰背痛的患者臀肌受到抑制、腰大肌紧张（连接脊柱和大腿的巨大肌肉，腿与躯干之间会有紧张感）。肌肉不平衡导致负荷在髋关节与脊柱之间的分布发生变化。肌肉抑制的患者在痊愈这条路上会多面临一项挑战。同别的状况一样，这都是可以解决的。我们将在后面重点介绍这些康复技巧。

创伤：骨折和其他组织创伤应该在初诊时由创伤专科医生进行诊断。有些时候损伤要比可见的影像学诊断（X线、CT和MRI）显示的范围更广。例如，动作印迹就像计算机编码一样，是大脑中形成的习惯性动作模式，这些程序既储存在大脑运动中枢皮质上，也储存在脊髓中。有时，创伤会让运动程序就处于"休克"状态，导致动作模式的紊乱。例如，我有一个患者，她在一场车祸后不能完成像交叉双腿这样简单的任务。而有时，运动感知会与疼痛感知混杂，可发展成纤维性肌痛这样的综合征。临床治疗的关键是从一些简单的无痛动作开始，慢慢通过重塑动作记忆建立无痛的动作模式。

关于腰背的衰老

腰背痛与年龄高度相关，如果你问老人关于腰背痛的问题，会发现他们经常在三十多岁、四十多岁和五十多岁时背部有某些症状，但是现在没有任何症状了。椎间盘性疼痛源自受损的椎间盘，广泛发病于青壮年，但在老年人中很少见到。老年人的腰背痛更多是由于关节炎和椎管狭窄（椎管狭窄使神经受到压迫）。在针对疼痛设计治疗性动作时起码应该考虑到年龄因素，很多时候老年患者需要解决不同的问题。

理解疼痛：
为什么我们要"揭伤疤"？

很多腰背痛患者如果能意识到是自己有缺陷的动作模式导致了腰背痛，他们的康复过程会有重大进展。就像皮肤会结痂，我们的后背也总是在尝试自我修复。但是我们总是在日常生活中不断地重复有害的动作模式造成反复损伤。我们其实是在"揭伤疤"，如果我们还持续进行造成初始损伤的动作，那么指望身体痊愈是不可能的。不断的疼痛刺激使神经更加敏化，因此就连更小的刺激都会触发疼痛。清除这些刺激性动作，我们就能发现解决的方法。

疼痛敏感性的机制：重复的压力与致痛负荷刺激会不断地提高疼痛敏感性。肌肉和关节里有很多感受器：痛觉感受器、压力感受器、张力感受器、化学感受器。一些感受器感知二氧化碳浓度，一些感知疼痛，一些感知炎症产生的组胺。人类关节有本体感受器，它们将关节的位置和运动信息传递到大脑。这些信号经由感觉神经传导。在神经通路的节点上有一些关卡或者"门"，根据疼痛闸门控制理论，"好信息"也就是与无痛运动相关的信息能通过关卡。这样就没有疼痛信号的空间了，因为它们被挤了出来。

试试这样做：闭上眼睛用你的手指指你的鼻尖，就像检查是否喝醉的测试那样。你用手臂的肌肉运动知觉感受器来进行导航，这些感受器会提醒大脑，你的食指与鼻子的位置关系如何。这种在简单的无痛运动中产生的感觉在你的感觉神经传导中占主导地位，良好感觉的肌肉运动知觉感受器会确定位置、长度和力等因素。找到并反复重复背部无痛动作模式将使剩余的致痛活动不再那么疼痛。再读一遍上面这句话——这非常重要。

通过找到并完成无痛的动作，你会发现腰背痛不断减轻直至完全消失。这是因为当我们移除致痛因素并停止"揭伤疤"时，我们给予受伤组织休息、愈合和再生的机会。同时，疼痛感受器也脱敏了。掌握了这一点，你就掌控了自己的腰背痛。

什么是精神性疼痛？

虽然很多患者被他们的医生错误地归为精神性疼痛（意味着全部问题都是他们臆想出来的），但确实有些患者倾向于放大疼痛信号。这不是因为患者心理不稳定，可能他们是完美主义者。我发现初诊时我就能确定这种类型的患者。身体稍微有些问题他们就会变得很懊恼。他们更注重细节，有更多"驱动性"个性特征。他们主要担心的是，背部问题将会使自己丧失辛苦得来的健身成果。他们想知道回到高难度训练的确切日期。这听起来像不像你呢？

或许你是另外一种患者，倾向于把注意力过度集中在疼痛上——被疼痛缠住了。对于这样的患者，把精力集中到其他一些事情上是个有用的方法。他们中的很多人被疼痛门诊告知每天需记录疼痛水平，这会强迫他们仔细琢磨疼痛。

如果你属于上面的任何一类，那么你需要找到方法在精神层面解决疼痛问题，同时逐步恢复身体健康。当你整天都忍受疼痛时，不要与它纠缠，认识到这种感觉，然后利用它来调整你的姿势和动作模式看能否缓解疼痛。集中在解决措施上而不是问题本身，你就会更快地恢复健康。

退行性连锁反应

让我们把小腿骨折的愈合原理拿来与背部损伤进行比较。比如说腓骨骨折，骨头最终会愈合得更厚，并且硬度比损伤以前还要大。关节会恢复健康，也不会有后遗症。背部损伤与此不同，脊柱组织不会在几周内愈合。相反，损伤及其引发的脊柱力学改变将导致组织发生一系列连锁反应，这个过程可持续数年。例如，运动终板的原始损伤可导致椎间盘突出，进一步会引起椎间盘扁平、关节间隙变窄，可能就会激惹到神经根。狭小的椎体间隙将导致更多的压力作用在后面的小关节上，两年后发展成小关节的骨性关节炎。这样身体活动变得更加疼痛，新长的骨刺会进一步刺激神经根，脊柱轻微的运动就会激惹神经根。把你说晕了吗？

这一信息的实质是：单一的腰背损伤引发了自然的退行性连锁反应比较常见，但是病情是可以得到控制的。连锁反应可能还会持续一段时间，但是通过姿势纠正和调整运动控制可缓解并消除疼痛。成功的患者能在一定时期内"管理"自己的疼痛，并确保不会恶化。如果一个关节损伤被正确

地管理 10 年以上，不可避免的连锁反应虽会持续进行，但疼痛却得到了有效控制。那么关节将会变紧变硬，疼痛将最终减轻并消失。

小结

本章呈现了大量的专业知识，我希望这没有使你有挫败感。通过现在建立很多基础原则，你将能更好地理解后面章节的概念。让我们快速复习一下。

很重要的一点需要记住，为了使脊柱恢复健康，你需要清楚是什么触发了疼痛。了解背部基础的解剖知识、姿态、动作和特殊类型的损伤都将帮助你发现避免疼痛的方法。然后你就能分清哪些行为会对你有益，哪些会有害。我们将在本书向你介绍具体的调整方案。

你们了解了一种类型的损伤，跟你的情况很贴切，你的恢复计划应该从避免最初的疼痛诱发机制开始。避免脊柱处在加重病情的姿势是使脊柱恢复到健康的关键。

腰背痛的不同症状都有其明确的原因（这些信息很多人都不知道，所以才体现了本书的价值）。如果能避免出现损伤的诱因，就可以避免损伤。这里简单回顾一些避免疼痛的策略，其中一些后面还将详细讨论。本章提供的一些基础知识，将对你有所帮助。

1. 确定和消除疼痛成因——进行正确的评估以明确诊断（读完第 6 章，你将能自己进行评估）。

2. 提高你对致痛动作和姿势的意识。

3. 找到并培养自己完成一些无痛的替代性姿势和动作模式。

4. 稳定你的躯干、核心和脊柱，去除引起脊柱关节疼痛的微小动作。

5. 制定日常练习计划，包括行走等。

6. 让你的髋更灵活。

7. 学会利用球窝关节（髋和肩）来产生力量。

8. 学习那些基于基本的动作模式的练习：推、拉、举、提、弓箭步、下蹲等。

9. 在睡眠、坐或从事其他必需的日常活动时，为脊柱做出健康选择。

你正在学习无痛生活的秘密，让我们共同努力！

第 3 章
你需要手术吗？——必要的清单

我见过的疑难患者中95%不需要手术，即使很多人曾被告知手术是唯一的治疗方法。我的观点是基于我三十多年的经验，以及与患者共同努力，成功地避免手术，并且还有一些因手术"不成功"而造成脊柱受损的患者的情况也可以得到改善。在我的诊所，我们会回访每一位患者并"打分"，由此我们可以得知谁的症状改善了。

手术后患者必须要休息，具有讽刺意味的是这种术后恢复经常比手术本身在缓解疼痛上更为有效。充分理解下面的话：在很多情况下，患者不去做手术，只是迫使自己像做了手术那样去休息，效果同样会很好。

手术就像"掷骰子"，没有"撤销"按钮，重要的神经和肌肉组织被切断，随后愈合时形成的瘢痕组织会粘住神经，而这正是潜在慢性背部疼痛的原因。重要的骨头在手术中被永久性去除了，但骨头是不会长回来的。

手术对有些人能起到作用，但是要注意，它只会在一段时间内发挥作用。研究显示，虽然在术后短时期内症状改善明显，但几年后与没有做手术的患者没有很大区别。其主要原因

是导致组织损伤和疼痛原发的力学缺陷并没有通过手术消除。接受了手术的部位稳定了，但是它上面和下面的部位正经历同样的损伤。实际上，如果症状"治愈"了，但是损伤的原因没有消除，症状还会在其他部位出现。手术如果没有配合有效的康复来改变错误的动作模式，就不是一个长久的解决办法。我的建议是：如果你在考虑手术，先别着急，遵循本章介绍的步骤，你将获得最全面、低风险且长期有效的解决途径。

尝试"虚拟手术"

已尝试过物理治疗、普拉提、脊柱手法和牵引治疗还有其他众多方法的一些患者，常被告知手术是他们现存的唯一选择。我建议他们先利用一些方法就此情况做出判断。我会首先怀疑这些治疗方法没有解决疼痛的真正原因。我问他们是否进行了彻底的评估，那些可能导致疼痛的动作、姿势和负荷是否被确认。他们中的大多数都回答——没有。

我回应说，在我们做任何康复之前，先来进行一个"虚拟手术游戏"。这意味着你不需要开刀，但要像手术患者一样去恢复。假设我今天给你做

了手术，也就是说你明天不能去健身房锻炼，也不能拉伸。而是先去休息，然后我们将会慢慢地、有条不紊地为你制定一个进阶的康复计划。这个恢复计划遵循本书列举的以下原则。它们包括：

- 清除疼痛原因。
- 建立无痛动作模式。
- 行走。
- 一些特别的练习。

我确信有一些手术发挥作用只是因为它们迫使患者不得不休息。在进行真正的手术之前先试试我建议的这些方法。我的很多患者只是单独应用了这些方法，恢复效果比手术的统计数据结果更好。

什么时候考虑手术

- 首先，尝试"虚拟手术"的方法，只有在它失败后再考虑手术。

- 当神经发生器质性病变时，如失去对肠道和膀胱的控制，需考虑手术。

- 放射性疼痛、麻木和肌肉萎缩等都是脊神经根受到挤压的症状。神经松动术和运动疗法可以成功解决这些情况。因此，首先要尝试这些方法。注意：这些特殊的技术需要专业的知识。如果操作方法不当或过于激进，有可能加重症状。在一些顽固的案例中，减少神经压迫或激惹的原因也是必需的（见第14章

神经滑动练习）。

- 但脊柱外伤的病例应考虑手术。主要是由于骨折和撕裂的软组织需固定以恢复稳定。

- 疼痛必须是在相当长的一段时间内没有好转且相当严重时才需要考虑手术。有的患者剧烈疼痛只出现了3周就去进行手术治疗，他们是我见过术后残疾最严重的一些人。

- 如果你的疼痛时好时坏，你不必先考虑手术。你需要做的是找到疼痛时好时坏的原因。

- 小心"最新"治疗。三十多年中我见过很多所谓新的设备应用在外科手术中，但是长远看没有达到预期目标。椎间盘通过注射木瓜蛋白酶硬化，或通过探针加热硬化，去除髓核，固定椎体或放入各种植入物，名目众多。所有这些没有一个能达到预期效果。

- 椎间盘置换是我深感怀疑的另一种手术方法。我至今没有见到一个长期疗效"成功"的案例。"成功"定义为在没有疼痛症状下恢复原来的活动。大多数脊椎关节疼痛由运动和负荷引起，传统的外科医师通过不同的方法进行关节融合。人工椎间盘与此相反，它的目标是恢复关节活动。但是这里也存在缺陷。椎间盘只在每个脊椎水平三个关节中的一个中起作用。且人工椎间盘

只有一个旋转轴，几乎不能模拟天然椎间盘的运动轴。这将更多的压力集中到其他两个小关节上。长此以往，小关节就会发生关节炎并且对运动不耐受。应用这种方法治疗，脊柱很难获得长远的健康。

- 一定要先试遍所有的保守治疗方式。你可能认为自己已经尝试了物理治疗和其他方法，而这些方法失败了，手术是你的唯一选择。但也许还有一些治疗方法会适合你。

- 小心一些医疗机构在对你进行 CT 和 MRI 检查后，在没有对你进行系统评估的情况下，直接建议你手术治疗。他们认定那些检查图像显示了疼痛的来源，所以疼痛能被切除。我的科学知识和经验则认为在很多情况下，疼痛其实来自那些在 MRI 中看上去"正常"的组织，而看起来"有问题"的椎间盘并不是疼痛的来源。外科医师一定要确认疼痛是来自 MRI 确定的结构。就像前面提到的，MRI 有时能把不同的损伤组织关联起来揭示损伤的机制。我的建议是要避开那些没有对患者系统检查就贸然提出治疗方案的医师。

什么时候选择外科医师

- 决定权在你自己手里。每个人都会说给他做手术的医师是最好的。但我见过一些医师，他们草率的行为让我都不放心让其在我家地下室的墙上钉一根钉子。有的外科医师是科室的领导或受邀到某些医学学术会议上演讲，但是这些并不能反映他的手术技巧。我发现在医院里问护士和物理治疗师哪个医师手术效果最好，结果通常都不错。

- 一些外科医师宣称："每个人都适合做这个手术。"其实没有任何一例手术是没有风险的，手术并不总会产生好的结果。必须澄清手术成功率是多少。"成功"这个词可代表的意义很多。在一些医学报道里，成功就是患者没有死亡。另外一些报道里，成功意味着患者在术后的一段时间内情况不错。你最应该感兴趣的是长期的成功率而不是其他的数据，同时还要理解手术风险与收益之间的平衡，以获得长期疗效。

- 如果一个外科医师主要做髋关节手术，只做少量的脊柱手术，我建议你找其他的外科医生。脊柱手术需要大量的实践经验才能胜任。要找这样的外科医生：他做过很多次这样的手术，最好成百上千次。

- 有些外科医师宣称："我总是先做颈椎，后做腰椎。"这种推销手术的说法听起来很可笑，但确实存在。一个患者不太可能在颈椎和腰椎都存在手术可修复的解剖缺陷。如果你听到这样的话，我建议你找其他外科医师。

- 如果一个外科医师建议一个椎间盘退行性病变的患者进行多节段腰椎融合，我强烈建议你去别的地方看看。脊柱首先得运动，虽然融合一节或两节脊椎对严重的椎间盘退变来说是合理的，但是多节段的融合没有必要也不可取。

- 好的外科医师总是跟患者讨论他的选择、可替代的方案以及风险与效果的平衡。如果外科医师没有给你提供非手术治疗的选项，他们可能遵循"我有一把锤子，因此任何东西对我来说就是一根钉子"的格言。

- 如果外科医师因为你提问题而变得不耐烦，你一定要找其他的医师。一个具有良好品质并且见多识广的医师是不会在意患者提问题的，更多时候是鼓励患者提问。一个水平一般的医师更倾向于对好奇的患者表现出不耐烦。

- 你必须避免这样的医师，他说他从来没做过这种特定类型的手术，但是想尝试一下。不要做那只小白鼠。

- 当首次手术没有起作用，如果医师建议你再做一次，你必须高度警惕。一个手术没起作用的最常见原因是这个患者原本不需要这个手术。第二次手术发挥作用的机会就更低了。

与外科医师要讨论的要点

- 让医师帮忙联系他以前的几个患者，跟他们进行交流，搞清他们对治疗效果的满意度。

- 与外科医师讨论疼痛的问题，确定什么是疼痛的原发病灶，他能否切除这个病灶。如果牵涉到几个组织，成功的概率就会下降。如果在多个脊椎水平都存在损害，成功的概率就会大大下降。如果你的医师不能清楚地表达这些解剖学的结构问题，他又会如何对此进行手术呢？我强烈建议你去找别的外科医师。

一个典型的故事：确保这不是关于你和一个失败手术的故事

你获得最好效果的策略是遵循上面的规则，严肃地对待手术。

这是关于腰背痛就诊典型的情景：一个人因腰背痛去看家庭医师。家庭医师不知道疼痛的原因就开具处方（家庭医师看见患者有明显的疼痛，他们就开镇痛药）。如果疼痛还是持续，他们就建议外科会诊或者让患者去找物理治疗师治疗。

疼痛患者可能被引荐到外科医生那里，外科医生会说："实际上，确实存在问题，我能通过手术修复它。"手术时间定下来了，可是通常在等待手术期间患者倒好起来了，腰背痛从他身上消失了。患者感到很困惑，不知道他们做了什么以至于治愈了疼痛，同样也对未来如何预防疼痛感到茫然。但是疼痛将再次出现。

无知的（现在是困惑的）患者症状改善了，但是仍然有很多问题："我还应该去做这个手术吗？还是不应该做这个手术？我该怎么做？"

一个优秀的腰背医师给出的诊断结果可能会是偶然发生的椎间盘源性疼痛。我们会看到这样的情况，症状忽而严重，忽而消失，就这样反复循环。

于是我们缺少信息的患者又去找外科医师："我上次找你后感觉好多了，3个月内没有疼痛，可是2周前我提袋子的时候用力不对，旧病复发；但是现在我又感觉好多了。您怎么看？"

外科医师用他宝贵的5分钟给患者解释，有些医师可能会说："既然重新发作了，那我们就把手术做了吧，这样就能解决所有问题了。"另外，有的外科医师见到这种情况会认为这个患者绝对不属于急诊，他们可能提一些很不恰当的建议："那我们先推迟手术吧！你不如去试试练习瑜伽或者普拉提啊！"

哪里错了

这里的逻辑和过程中的缺陷是外科医师没有对疼痛的触发因素进行评估。坦率地说，他们中的大多数没有接受过这些训练。最有可能的是，瑜伽和普拉提练习也会触发疼痛。最基本的问题是：偶尔疼痛的患者不是需要手术的人。他们有时没有疼痛，说明他们需要确定导致疼痛的触发因素，并且消除这些因素。

每个腰背痛患者都应该问上面提到的问题。但大多数却没有。事前做好充分的准备工作会帮助你避免成为众多不幸案例中的一个。他们的手术只让他们好了一半，甚至有的患者从此对自己的腰背产生绝望。这些患者选择了手术方法，但得到的是令人失望的结果。很多人甚至变得比手术前更糟。

小结

完美情况是：腰背痛患者应该接受世界上最有效、最合理且循序渐进的治疗，患者受到了良好的教育并积极参与自己的治疗。医生训练有素，指导过程能因人而异，为每个患者制定个性化治疗方案。保健医生能够了解并且评估每个患者，从根源去解决他们的疼痛。没有满足上述任何一点要求都会给错误治疗以可乘之机。

挑战现状最好的机会是用专业知识武装自己，善于提出问题，提高你的保健医师水平，重点放在对腰背痛的评估和正确鉴别自身背部问题上，然后积极恢复背部健康。换句话说，要成为自己的腰背维修师，你需要走一些必经之路。

第4章
准则：
背部健康的规则和指南

为了有效预防腰背疼痛，管理好现在的疼痛，充分发挥脊柱的潜能，需要你坚持"准则"，一个为了拥有强韧脊柱和无痛生活方式的"准则"。

在电影《加勒比海盗》中，巴博萨船长有句名言，他背弃了与伊丽莎白的交易，"啊，海盗的准则——更像是参考原则！"下面的这些原则对恢复来说并不是绝对的，它更像是一套明智的指导方针，供你参考以适应你的情况。

下面是一些为了获得更好腰背健康的指导性原则。

指导原则 1：努力每天都进行有益的脊柱活动练习。

适当的活动对身体的全面健康具有积极影响。每天有意识地从事健康的活动，不久这就会变成习惯。

指导原则 2：要有大局观——保证平衡。

通过创造适当的平衡：足够的睡眠、良好的饮食结构以及日常活动和训练计划的匹配，你将获得最佳的健康和身体修复。那些没有认识到这种平衡重要性的人将会继续拆东墙补西墙。其实你有机会保留东墙，而西墙才是个大问题，它会不断地把你拖进深渊，阻碍你的进步。

指导原则 3：清除病因，避免产生疼痛和薄弱的姿势。

姿势、位置和疼痛之间有直接关系。避免疼痛和薄弱的姿势是我的重要原则之一。找到并保持脊柱中立位，为脊柱负重做好准备。

常识推论指导：如果某个姿势或动作引发疼痛，注意这些致痛和薄弱的姿势并避免让它们出现。

诀窍是执行"脊柱保健法"。这意味着全天保持良好的活动，避免产生疼痛的运动，扩展无痛活动的能力，提高体能使自己能够完成一些纠正训练。换句话说，那些不能去做的往往会比你真正可以去做的还要重要。

指导原则 4：注意那些需要你不断反复回去治疗的医生。

如果你因受伤、疼痛去寻求专业帮助，那些有资质的专家应该可以在一段合理的时间内解决问题。如果临床医师的专长在于缓解疼痛而不是治疗疼痛的原因，患者最终不得不反复地去看医师。而反复去看医师对医师的业务来说是好事，但是除了暂时缓解症状之外，他们不会解决最根本的问题。最好的医师见你的次数也许不多，但他们会指导你在康复方面应该如何对自己负责，并且教会你具体要怎么做。

指导原则5：小心"被动治疗"。

治疗分为两个广泛的范畴：

- 被动治疗：用来治疗疼痛，缓解症状。
- 主动治疗：用来解决和治疗病因。

被动治疗是被动地接受治疗。例如超声波治疗就是被动治疗，进行治疗时患者只是坐着、站着或躺下。被动治疗通过仪器设备对症治疗而不是找到并纠正疼痛病因。被动治疗几乎对腰背痛的远期疗效没用。有的保守方法，如整脊疗法或者基于肌肉的治疗手段，能解决部分病因，能使身体有机会进行一定时间的无痛运动。但是这些治疗必须配合患者的积极参与，主动提高动作质量。这样，才能痊愈。

主动治疗需要患者以某种方式参与治疗过程。例如，学会以一种避免触发疼痛的方式活动就是积极治疗。不要成为不称职医师的自动取款机，如果医师只是缓解症状而不是治愈疾病，你应该保留你离开的权利。

指导原则6：买家当心——不是所有医师都是合格的。

很多腰背痛患者以为所有医师都是合格的；但情况并非如此，就像有好的汽车修理工也有不好的汽车修理工，有好的教授和糟糕的教授，有好的临床医师也有不称职的医师。患者倾向于把医学专业人员看得高高在上，有的医师就利用这一点来获取利益。他们用权威的态度巧妙或公然地暗示，"你怎么敢对我的专业方法提出疑问！"但是患者是消费者，你有充分的权利询问和了解一个具体的治疗方案是否最适合你。

例如，超声是一种众所周知的保守治疗技术，已被证明在治疗腰背问题上较安慰剂没有显著差异。如果术后患者继续重复最初导致其问题产生的错误动作模式，手术也很难治愈他。我认为应该对此立法，在没有对患者说明疼痛机制以前必须禁止手术。我将在下一章中教你怎样去找到病因。毫无疑问，一些软组织治疗方法，如扳机点治疗、主动释放技术和高级整脊疗法在整体治疗方案中很有帮助——假定这些治疗次数不多，并且能与主动治疗密切配合。

指导原则7：如果你离开医师办公室时只带着镇痛药而没有主动治疗的计划，说明你看的那个人不是腰背痛专家。

事实上，很多家庭医师承认他们不知道遇到腰背痛患者时该怎么办。他们的本意是好的，但是却只知道开镇痛药。不幸的是，吃了镇痛药的患者疼痛暂时得到缓解，但通常会使病情变得更糟，因为这样会促使他们继续使用错误的动作模式，从而让问题越来越严重。

在开处方以前你需要知道什么是好的动作模式。家庭医师的教育培训从未提供过有关背部健康的前沿知识。

指导原则 8：在力量、爆发力、耐力、灵活性和刚性之间建立微妙的平衡。

如果你增加了太多的力量，脊柱会负荷过重。与过度的背部力量和爆发力相抵消的是耐力和控制。耐力使你在疲劳时还能一次次地保持完美的动作模式。当正确的动作模式缺失时，损伤就会发生，带来压力和疼痛。脊柱保护性运动需要脊柱保持自身的刚性（坚固程度），同时还要与髋和肩的共轴活动相互配合。

指导原则 9：单一治疗不适合所有的病情。

我们人类是独特的生物，我们都有不同的脊柱和髋，不同的髋也会对脊柱产生影响。指望某个神奇的训练计划对所有人都适用是个荒谬的谣言。医疗人员和物理治疗师经常应用单个模型或方法对待每个患者，并没有考虑他们的个人情况。这对医生和治疗师来说是简单而方便的，但是对患者来说意味着灾难。

至关重要的是，医疗人员需深入挖掘患者的损伤经历，然后量身定制一项治疗策略：

- 首要任务是做出正确的功能诊断——确定引起疼痛的运动、姿势和负荷。
- 其次是去除病因。
- 第三步是选择适当的康复策略，包含的运动方式既要避免疼痛还能治愈受伤组织。
- 第四步是提高和扩展无痛活动的能力和范围。

要知道我们具有一些基本的动作模式。本书给出了无痛完成各种动作的指导要领，包括坐、走、举、开车、睡眠等日常活动。如果在执行这一计划时寻求专业指导，要有决心、有耐心，注意找到病因，纠正动作起点，设计符合逻辑的训练进阶并选择合适的负荷量。当读完这本书时，大部分读者将能成功制定自己的计划。

指导原则 10：成功是通过不断反复的个体评估实现的。

随着个人恢复的进展，训练计划也必须随之改变。无痛的动作模式范围将扩展，另外训练量也要增大。你的无痛耐受性将提高。我们的目标是创建一个低于痛阈的训练方案。如果你的训练导致疼痛，说明你做的太多或太快。因此，计划的第一步应该是为了减轻疼痛。再次评估之后设计后续步骤，提高无痛活动。

考虑这个案例：患者几乎不能找到无痛的活动。从椅子站起来走 5 步不痛，但是到第六步可能就会导致疼痛。因此，他们当前耐受疼痛的能力就是 5 步。

在这个特殊例子中，患者的 5 步疼痛耐受力太低了，康复专科医生都不能对他们进行训练。患者没有足够的疼痛耐受能力。一种提高这位患者疼痛耐受力的常识性的方法是：每小时让患者起来走 5 步。慢慢地，随着时间推移，患者就会提高疼痛耐受力，能走 6 步了，然后 7 步、8 步……一旦患者能走 20 步，我们就可以让患者

每小时在家门前来回行走了。当在家门口散步对患者来说很容易之后，就让他每天围绕街区转 3 圈。训练/休息的比率很少变化，但要求更高了。通过评估现状和回顾每个阶段的情况来指导康复的进展。

我们现在回顾了组成"准则"的这些指导原则。简单地说，当你走在远离腰背痛、重回健康的旅途上时，尽量多地遵守这些准则，你的成功概率会更大。

第 2 部分
自我评估： 发现你疼痛的原因

　　人们为什么会以有害的方式活动？为什么会选择那些导致或放大其疼痛的姿势和方式去坐、站、行走？我考虑过这一具有讽刺意味的现象。我怀疑他们以有害方式活动纯粹是因为痼习难改。实际上，这就是他们总在疼痛的原因。

　　究竟是什么样的情况、动作和活动会刺激脊柱？了解这些错误动作模式是为了知道如何避免它们。

　　这里有一个找到疼痛原因的普适方法。至此，我们就可以设计有效方法消除疼痛了。

第 5 章
应用 McGill 法找到你的疼痛触发因素

为 什么人们会用那些导致或放大其疼痛的姿势和方式去坐、站、行走？我考虑过这一具有讽刺意味的现象：受伤和疼痛的人似乎倾向于以加重疼痛的方式活动。我怀疑他们以有害方式活动纯粹是源于根深蒂固的习惯。

我们临床上的成功很大一部分可以归因于找到疼痛的原因，然后为患者定制适合他们的无痛动作模式。了解这些错误运动模式是为了知道如何避免它们。

我做什么以及这么做的原因

这是我对每个到我所在大学的诊所（实验室）就诊的腰背痛患者遵循的程序。典型的就诊开始于逻辑性观察和视觉上的初次评估。患者如何进入房间？具体地说，在行走模式方面是否存在某些变形扭曲的现象。他们走路时如何摆动？是否一只脚落地重，一只脚落地轻？腰背痛患者是如何坐下，如何从椅子上站起来？就像法医寻找犯罪现场的线索，我敏锐地观察和搜寻任何可见的线索和提示。

在我的职业生涯初期，我认识到我能发现一般医生发现不了的问题。这是因为我接受了科学训练，我想可能是由于我机械方面的天赋。我有机会和一些伟大的医师共事，如迪克·艾哈德博士（Dick Erhard）、弗拉基米尔·扬达（Vladamir Janda）、雪莉·舒曼（Shirley Sahrmann）和克莱顿·斯卡格斯（Clayton skaggs）。他们目光敏锐，都具有惊人的动作模式识别技巧。我也一直在磨炼类似的技巧。

这里有一个例子，几十年以前，有一个患者走进诊室，由我和一个外科医师对他进行检查。通过简单的观察，我对外科医师说："这个人右侧的第 4 腰椎神经根受压了，腰 4/5 椎间盘向后外侧突出，但疼痛症状会通过姿势调整得到缓解，他不需要手术治疗，请看一看。"

外科医师竟然笑了，说"这可是个大胆的武断诊断"。当他检查患者时发现椎间盘突出的位置正是我曾指出的地方，他的不屑变成了惊奇。"你怎么可能知道？"他看着我，就像我刚刚表演了虚幻的戏法和纸牌魔术。实际上我用了模式识别、科学逻辑和演绎推理的方法以确定患者的问题。我能"听见"和"看见"患者的苦恼。我能听见他走路时的不对称。在这个案例中，他的右脚感觉更沉，落地稍微重了一些。我的推论是，负责保持足向上的肌肉因为腰4神经根受到压迫所以功能下降了。当他迈步进入房间并坐下时，我注意到他用腘绳肌的过度激活来代偿受到抑制的臀肌。那不是很明显，只是轻微的差别，几乎不被注意到，只有训练有素的眼睛才能发现。疼痛会抑制某些肌肉并产生特定的动作模式，我能基于此来进行观察。这些线索一直就在那里，除此之外还有别的。所以连外科医师都被惊到了。

在我看来，许多医师对患者的疼痛表现已经麻木了，他们因各种原因与病痛的患者日渐疏远，不愿意花太长时间交谈。一个主要理由就是没时间。由于有很多患者候诊，在时间上确实存在压力。另一个原因是医疗越来越专业化，医生对全身整体的诊断线索反应越来越迟钝。出于所有这些原因，医生根本无法"研究"患者。

这些观察有两个相当惊人的含义：在很多情况下，你可能比你的医生更有能力解决你的腰背痛问题，并且你还可以跟着指导一点点地解读自己的情况。接下来我将向你展示如何研究自己、如何制定措施。

对患者进行初步的观察以后，我将与患者进行深入交流。通过精心挑选的问题，倾听患者描述他是如何走到这一步的，从中还可获取大量的信息。在问诊结束的时候，我会明确什么样的活动会使疼痛加重，什么样的活动是可以承受的，全天的疼痛趋势，疼痛的特征、部位、感觉和放射形式。

通过这些信息，关于什么动作应该避免、什么动作可以承受我会建立一个假设。然后我对患者进行一些物理检查。我希望找到引起疼痛的运动模式和能够"绕过"疼痛的无痛运动模式。我的目标是发现并与患者分享这些无痛的替代性运动模式。我建议的运动模式将使背部的压力减少，并能让受伤的组织有时间休息、痊愈和生长。自然具有无穷的能量，只要条件合适，身体就能自愈。

当腰背痛患者从我这里离开的时候，我会给他们提供两个阶段的计划：首先，他们将进行一系列无痛的替代性动作模式训练；然后，当疼痛敏感性降低时再加上一些治疗性的动作练习。很多医师只是简单地为患者提供抗阻练习，忽略了能够去除痛因的恢复阶段，这通常会导致患者脆弱的组织进一步受到伤害，病情也会恶化。

如果你来找我看病的话，就会感受到我所描述的这些评估方式。是时候检查一下，执行家庭评估了。

第 6 章
自我评估

到现在我们已经知道没有"非特异性"的腰背痛这么回事了。某些因素引起疼痛，一旦确认是什么以后，我们就可以把这种疼痛指定为特异性疼痛。我们已经得知，反复刺激疼痛组织只会让它们更加敏感。这种刺激来自于不良的动作模式和姿势所带来的不必要的压力。这些都是疼痛的诱发因素。你的任务是发现和识别出你自己的疼痛诱因并消除它们。

详细的脊柱疼痛评估需要诊断专家的专业技术。话虽然这么说，但实际上只有很少的腰背痛患者需要这种专业水平的专家评估。本章将会指导你通过诊断的过程找到疼痛的原因。记住：没有医师能够比你更能理解和估量自己的疼痛。很多情况下，你都会是自己腰背痛最好的诊断专家！

让我们开始吧！我建议你先完整地阅读一遍这一章节，然后拿一个笔记本，找出一段时间，换上舒适的衣服再读一遍。读第二遍的时候，把这些诊断性的练习身体力行地逐个做一遍，记录结果。其中有一些练习你也许需要一点辅助，所以你可以考虑有个人在身边，需要的时候就能够得到帮助。

开始时我们需要排除你的疼痛不存在"恶性（sinister）"原因（如肿瘤）。之后，我们会遵循一定的过程，以确定你疼痛的诱因。当然，目标是能够得出一个关于你的疼痛诱因的精确诊断。我也会在最后几章指导你一步步解决疼痛诱因。对于那些还找不到疼痛诱因的读者，我也提供了一套指南，以便能够找到最好的医疗人士可以为你提供评估和指导你康复。

必要的预防措施

首先，你必须排除你的腰背痛存在恶性原因的可能性。这很少见。整个过程从拜访你的主诊医师（primary care physician）开始，他们通常都受过解读各种体征和测试结果的训练。你的主诊医师至少应该检查以下内容：血液检测结果、最近非刻意的体重变化、受伤史、有无大小便失禁、癌症、静脉药物注射、系统性疾病、腰背痛伴随发热、进行性和持续性的夜间疼痛、腹痛（尤其是肚脐和耻骨之间的疼痛）以及马鞍区麻木（大腿内侧和骨盆底周围的麻木感）。另外，你的医生还应当排除血管与心脏问题，以便你能够安全投入到身体康复项目当中。

我发现只有在极其罕见的情况下会

有经过医师筛查也没能发现的恶性原因。一般来说这些人的腰背痛对脊柱的活动、姿势和负荷变化都没有反应。他们的疼痛是持续不断的，因为疼痛在评估过程中不可能通过改变姿势或变化动作来减轻。这些人通常会被转介回给他们的医生以便深挖病因。

写在评估前面的话

通常一个典型的骨科检查是从检查患者的脊柱活动度或神经学测试开始的，如肌力和反射，甚至是最大肌肉力量的测试。但这些对找到病因并没什么用。

还有的医师走进诊室以后，他们的第一反应是看 MRI 或者 CT 检查结果，然后宣布"问题"所在或不存在。体检通常只有 5 分钟。所有患者都应该得到更详细的检查，但是现状就是这样。我们的目标是为每位患者——不管其处境如何——个性化地设计一个预防和康复项目。

几年前我们跟踪调查了一些腰背痛患者的康复进度，他们都到某个疼痛诊所去就诊。我们记录了他们一开始的活动范围和背部力量，然后随访了数月以了解进展情况。第一次评估获得的分数并不能预测谁会先好起来。传统的评估结果和真正预测未来疼痛或是减少当前疼痛之间有一些脱节。以下是我们知道的：

- 从脊柱开始的动作模式基本上可以预测腰背痛的未来。譬如说，当一个人伸出手去开门的时候，他的动作起始于脊柱（而不是髋或者肩），那他就需要动作模式训练了。

- 某些力量和动作的不对称已被证实可预见当前或者未来的背部问题。

- 僵硬的髋部，尤其是只存在于一侧的僵硬，是未来背部失调的很好预报。

- 紧张的腘绳肌对未来背部失调其实并没有那么明显的预见性。但是，左右的不对称性对未来的疼痛更有预见性。

- 躯干肌肉耐力的不平衡是相当有问题的，尤其是当背部肌肉的耐力得分比腹部肌肉得分要差很多的时候。

- 由于久坐和久站导致的疼痛通常会预测未来疼痛将加重。

我们用来确认疼痛诱因的方法是刻意地激惹它。疼痛激惹试验是必需的而且无可替代，我们用它来确认哪些姿势、动作或者负荷能够诱导和放大疼痛，而哪些是无疼痛的替代性动作。这些替代性动作和运动能够帮助患者享受无疼痛的生活，并且降低疼痛敏感度，这样那些上个月导致疼痛的因素才会在下个月变得可以忍受。

让我们指引你找到并消除你的疼痛诱因吧！

执行你的自我检查

第一步：列出能帮助你找到诱因的问题清单

首先，拿张纸写下在一天中所有

增加你疼痛的活动。然后在第二张清单上，写下那些不增加疼痛或者你可以无痛完成的活动。然后，检查并比较两张清单。在这些致痛活动中是否有相同的动作、姿势或者是负荷？如果是，那你已经开始找到你问题的焦点了。譬如说，如果坐着超过 15 分钟，早上系鞋带的时候，或者是开车的时候会增加疼痛，但是走路并不疼，那么说明引起疼痛的机制在于姿势，具体地说是一个脊柱屈曲的姿势。在这个具体的案例下，我们把这种疼痛机制叫作"屈曲不耐受"（见 21 页显示脊柱屈曲的图片）。

另外一个例子，如果你的清单上写的是这样的，走路 5 分钟以上开始疼，而且随着走路时间变长疼痛继续加剧。但是你发现坐着、躺着或牵引腿部时，反而能够缓解疼痛。如果你年纪大一点，比如说 55 岁以上，很有可能你有脊柱关节炎。你所能做的是，找到某些方法来恢复短时间多间歇的行走能力，并渐渐地增加耐力。

接下来，让我们从一些重点问题开始自我检查。这些问题会提供给我们需要的线索，帮助我们选择一种康复方案。

1. 疼痛的强度有改变吗？

你有没有一些无痛的早晨？或者是至少几个小时无痛？如果你的疼痛有改变，那肯定是有原因的。理解原因才能保证解决问题。我们会教你如何识别疼痛的诱因。

2. 当你在床上翻身的时候是否有疼痛的"瞬间"？

如果你的答案是肯定的，那么很有可能是你的脊柱缺乏稳定性。你也许在活动的过程中会感到尖锐的刺痛或者打击痛，譬如在伸手去后备厢里面够东西的时候，或者打喷嚏的时候。这些都是缺乏稳定性的一些表现。你可以通过进行一些稳定性训练来稳固躯干。这些练习能够避免那些诱发脊柱小关节疼痛的微小活动。其他需要避免的活动包括脊柱手法治疗（例如整脊治疗）、脊柱拉伸练习和一些常见的包含脊柱屈曲及扭转的医嘱练习，例如蝎子式（平躺，屈髋屈膝，然后左右大范围的摆动双腿来扭转脊柱——当你有疼痛感时千万不要做这个）。

3. 什么会导致你的疼痛加重？

如果你可以至少说出一项活动，那么你的疼痛就有一个具体的诱因了。解决方案就是自然而然地避免这个具体的诱因。如果小心适当地管理，你不需要从生活当中完全剔除任何一项你喜欢的日常运动，如高尔夫或自行车，你只需要对你的动作模式做出调整来消除这些具体的疼痛诱因。举例来说，你的疼痛是否只在你弯腰拾起篮球的时候出现？或者负重深蹲的时候？如果是，说明你坚韧的背部是足够应付日常生活的，只不过是你在一些要求更高的活动中不断重复着受伤机制。通过技术性改良或避免，这些问题是可以被识别并消除的。譬如说，在深蹲末期的时候避免脊柱屈曲——即使是最轻微的屈曲动作也可能会激惹到那些患有椎间盘突出的敏感人群。在打篮球的时候，沉重的呼吸会让脊柱失去保护性的关节稳定性。这会在稍后的纠正性呼吸训练当中得到解决——稍后都会讲。

4. 最初的疼痛是由于创伤吗？

一次车祸事故或是一次摔倒？还是疼痛是慢慢出现的而且没有明确原因——疼痛是否仍然在恶化？一次创伤事故引发的疼痛，很有可能是"机械性的"，意味着能够减轻疼痛的姿势或活动应该仍然存在。

5. 你有骨质疏松的问题或病史吗？

如果是，那你所有的活动都需要考虑骨质的脆弱性——选择那些能够保护脊柱免于压迫负荷的练习。譬如说，走路的时候，尽量保持正直的体态，因为向前弯曲会导致脊柱承受压迫。这些患者应该避免高尔夫运动，这项运动给脊柱带来不少的压力却没有锻炼肌肉。除了走路，对于那些脊柱姿势能够保持得相对较好的人来说，游泳可能也会是一个不错的选择。

6. 疼痛是不是在早上刚起床的时候最重？

如果是，那么床垫的选择会扮演一个非常重要的角色。对床垫硬度的精细化调整很有可能是最终解决方案的一部分。譬如说，那些天生腰椎曲度就很大的人，或者那些屁股上有较多肉的人，可能睡在日式蒲团或非常

硬的床垫上就会很不舒服。这会造成他们仰卧的时候，腰椎区域悬空，导致早上起床的时候腰背疼痛或僵硬。对他们来说，在腰下面垫一个结实一些的枕头可能会有帮助。还有一些人在他人的建议下，采取一种"胎儿"式的睡姿，这也会压迫到椎间盘而让他们对疼痛更敏感。解决的方案就是找到那些能够在睡眠当中维持脊柱自然曲度的姿势。

7. 一天当中是否会有疼痛加重的趋势？

如果有，这个疼痛模式说明你的背部承受着累积性的负荷，当疼痛出现的时候说明已经累计到了一定的量。如果负荷继续增加，疼痛就会恶化。我们每个人都有一个无疼痛负荷的限度。疼痛随着日常活动而加重说明你并没有实践好脊柱保健策略。解决的方法是制定一个方案，包含更多的脊柱保留动作模式，并且合理包含"休息间歇"来恢复某种程度的无疼痛能力。就像运动员通过"间歇训练"来增加可以承受的训练量一样，腰背痛患者给他们身体的负荷也需要有"间歇"。稍后会提供几点建议来达成这一目标。

8. 疼痛是更加集中在你后背的中部吗？

如果是，从检查你的默认运动策略开始，就像别人告诉你要从含胸驼背的姿势变为"坐直"姿势那样。一个简单的测试就能够揭示你是否是从胸腰结合处（胸廓和腰椎的结合处）开始"屈伸"的，并且是否把动作压

力都集中在了这个痛点上。（稍后会更详细地解释这个诊断性测试）有一些特定的练习可以解决这个问题。

9. 你的腰背痛是否会放射到臀部和腿上，甚至脚上？

这种疼痛几乎都是由于腰椎上的神经根受到卡压引起的，而且随特定的活动而加重。这些活动通常包含一种不良姿势，例如脊柱弯曲，其导致椎间盘突出扩大从而压迫神经。其他的潜在原因还有骨性关节炎，这种情况是因为骨刺直接压迫或伴随运动时激惹到神经根。同样，一种更完美的运动模式能够减少或消除疼痛。

10. 快走的时候疼痛加剧还是减轻？

对于那些因椎间盘突出而疼痛的人来说，慢走（或者说"逛街"）都会增加腰背痛。但是那种双手甩起来的快走（或者"暴走"）则会减轻疼痛，以致把原来的疼痛机制变成一个治疗。但是患有椎管狭窄的人，则会发现走路只会给背部增加累积性的负荷，因而会逐渐地越走越痛。在这个案例里面，一个"正确走路"的训练能够帮患者获得更好的脊柱减负的方式，结合休息间歇——这在"走路"那一章里面会讲。

第二步：评估你的清单

让我们比较一下刚才你对那些"重点问题"的两张清单，看看能不能找出它们的共性特征。在第一张清单上那些引起疼痛的活动是否与答案一致？是否所有引起疼痛的活动都有一个共同特征，如某个脊柱姿势，某个具体动作，或者是某个特殊的负荷或压力？同样，是否所有的无疼痛活动都包含一个共同的活动，如行走？

下一步会帮助你找到这些具体的疼痛诱因。

第三步：用疼痛激惹和缓解测试来评估你的疼痛诱因

这里有一些测试能够揭示你的疼痛诱因，帮助你找到无疼痛的策略来避免那些诱因。说得明白一点，就是在接下来的测试中，我们会有目的地尝试诱发疼痛或加剧不适。我们用这样的方法来明确疼痛诱因。我们需要考虑将要检查的潜在诱因的三个具体方面，它们是姿势、负荷和动作。然后，我们才能找到避免激惹和降低疼痛敏感度的方法。

造成压迫性疼痛的姿势

以下的测试将会对脊柱产生微小的压迫性负荷，以便帮助你确定问题姿势。

测试 1. 坐在凳子上，双手放在两侧，抓住凳子的下缘（测试1）。坐直、坐高，使脊柱回到它的中立位。用手拉紧你的凳子来压缩脊柱。是否产生了疼痛？把答案记录下来。现在重复这个拉的动作并用同样的强度，但是这一次反过来，允许你自己采取一个含胸驼背的姿势来拉。记录下是否疼痛。最后，在脊柱伸展（或者说挺腰）的姿势下，再重复一遍这个测试。记录下结果。如果是坐直的测试疼痛的话，几乎可以肯定，对你来说，脊柱压迫是一个疼痛诱因。如果含胸驼背测试产生疼痛的话，脊柱屈曲就是疼痛诱因。如果你发现脊柱伸展测试疼痛，那么脊柱伸展是你的主要诱因。如果挺直不疼但是驼背疼，那么很明显你的疼痛是姿势的功能造成的。

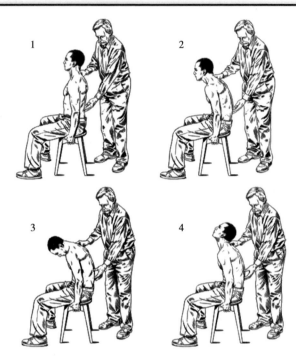

测试1.（图1）双手抓在椅子边向上拉，这会增加背部的压迫性负荷。（图2）屈曲脊柱，并且再重复向上拉，看疼痛敏感度是否有所改变。（图3）维持一个含胸驼背的姿势并低头来拉紧脊神经，再重复向上拉的力量。（图4）抬头以缓解神经紧张，再重复。最后在脊柱伸展的姿势下，把刚才的所有动作按顺序重复一遍。注意哪些动作能够改善或加重疼痛。

什么脊柱姿势最疼？_____
什么脊柱姿势最不疼？_____

现在加入脖子的活动，也就是给每个姿势加上颈椎屈曲（姿势3）和颈椎伸展（姿势4）。

姿势3会让腰背更疼吗？_____
姿势4会让腰背更疼吗？_____

如果姿势3比姿势4更疼，那么说明存在神经张力型疼痛，更有可能是椎间盘突出造成的，不太可能是关节炎。如果姿势4更疼，你很有可能患有一种比较少见的神经性疼痛，疼痛是因为神经被突出的椎间盘"钩住"而引起的。[你需要找一个对我的另外一本著作《下背痛》 （Low Back

Pain）教科书很熟悉的医师。]现在回到姿势 1，保持脊柱伸展的同时重复刚才的那一套测试。如果还有疼痛，我们就需要继续做更多的测试。

这些结果对于找到解决方案有什么意义呢？简单地说，如果你在日常活动中能够避免引起疼痛的动作，你就能有效地消除疼痛的诱因。因为以上这四个测试包含了给脊柱加负荷，所以当你发现自己在使用疼痛诱发姿势时，应当格外小心，避免给你的背部增加更多负荷。某些腰背痛患者会发现屈曲和伸展能够引起疼痛——对于这些人来说，只有一个姿势是无疼痛的，那就是保持脊柱中立位。这些患者应该在整个康复过程中尽量尝试并避免偏离中立位置。一个对做到这一点特别有用的运动姿势是"以髋部为轴的铰链屈伸"（髋铰链，hip hinge），它能够避免让脊柱作为运动的源头，而把主要活动集中在髋部。我们稍后会再详细讲解"以髋为轴的铰链屈伸"。

测试 2. 站起来踮起脚尖。然后脚跟落下来——一开始的时候轻一点。这个活动一般能够给你的脊柱产生相当于你体重 1.5 倍的压力。有没有感觉疼痛或不适？记录下你的结果。重复再做一次脚跟下落，但是这一次保持你的颈部屈曲，也就是下巴触胸。如果你发现这个颈部屈曲的脚跟下落诱发出了疼痛，就在保持颈部伸展的姿势下再重复一次脚跟下落。也就是说，你只需把头稍微后仰一点或是

"向上看"。如果屈颈的时候疼痛最剧烈，但是在伸颈的时候得到缓解，那么你的疼痛有一定的神经性因素。它的特性就是疼痛能够被颈部的姿势改变。换句话说，就是有一条神经在身体背部的某个点被卡压了。当你向上看的时候，发现这个姿势能够缓解神经的张力，从而缓解疼痛。这并不意味着你必须从此仰着脖子生活。这仅仅说明了向前的颈部屈曲是你的疼痛诱因。简单的生活应对方案包括把你的办公椅降低，使你的电脑屏幕与眼睛在一条水平线上，或者切菜的时候把菜板放在一个高一点的台面上，这些都能帮助你避免疼痛的屈曲位置。还有，别再拉伸了。另外，避免在关节极限活动范围内运动，这样可以使你的神经敏感性降下来。

什么是最痛的肌肉发力策略？_____
什么是最不痛的肌肉发力策略？_____

如果疼痛存在，我们会重复一遍测试，看看能否减轻你对疼痛的敏感程度。目标是在重复下落测试的时候，使你的脖子处于一个能够激发疼痛的姿势，但是稍微绷住腹肌。这样做的时候疼痛消失了吗？或者减轻了吗？如果是，那么绷住或稳固核心肌肉会有效减轻疼痛。你也就找到了一个肌肉发力策略，使你能够承受脊柱负荷的活动。如果疼痛加剧了呢？这说明你不能承受由于绷住腹肌所产生的过多压迫力，那么试着绷紧肩部——用力收紧胸肌和背阔肌，把你的肩部往

下拉。也就是说，试想你的双肩下沉，远离你的耳朵。重复一遍下落实验，疼痛减轻了吗？如果是，说明你已经找到一个能够无痛承受更多负荷的肌肉发力模式。

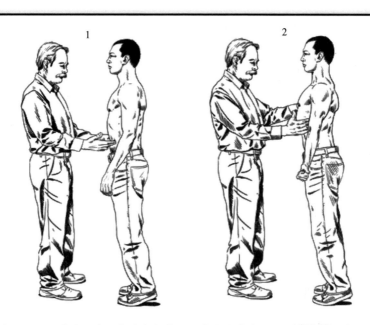

测试2. 脚跟下落实验会判定动态负荷是否会产生疼痛，以及负荷是否会受姿势和肌肉硬度（强度）的影响。轻轻地进行脚跟下落实验，不让任何肌肉绷紧——放松。重复脚跟下落，但是这次绷住腹肌（图1）。如果疼痛减轻，那么你就找到了在做负荷活动时能够缓解疼痛的策略了。如果疼痛加重，那么再绷紧腹部就不适合，起码现在不适合。然后再重复脚跟下落实验，放松腹部，但是收紧背阔肌和胸肌，也就是把你的肩部往下拉，避免耸肩（图2）。看看这个策略是否能够减少疼痛。

记住，通过找出那些帮助你避免疼痛诱因的技巧，你就能增加无痛生活的时长，逐渐地，你对疼痛就不会那么敏感，最终你将能重返那些曾经引起你腰背不适的活动中去。

什么可以减少疼痛？ ＿＿＿＿＿＿＿＿＿
腹部绷紧？ ＿＿＿＿＿＿＿＿＿＿
胸肌和背阔肌绷紧？ ＿＿＿＿＿＿＿＿

减轻疼痛的姿势

以下测试会帮助你发现那些让你感觉良好的姿势：这些姿势会帮助你快速走向复原。

测试3. 把这个测试留到你有疼痛的时候再做。保持站立，在脑海中留意一下你的疼痛级别。这就是你的"基线"。现在趴下。这会舒服吗？如果没有，就稍微调整姿势让自己更舒服地趴大概 30 秒。如果疼痛继续或者加重，说明这个测试不适合你。就跳过它去做下一个。如果疼痛缓解，那么维持这个位置大约 3 分钟。然后站立起来，但是注意不要屈曲脊柱。要点是要用手和膝关节撑起，然后跨一个弓箭步再站起来。注意是从髋部屈曲而不用脊柱。当再次回到站立位时，疼痛是否减轻？如果是，你的疼痛很有可能来自于椎间盘突出。通过趴在地上的 3 分钟，椎间盘的突出已经有一些微小的回缩，所以你才会感觉到一些疼痛缓解。不管你的疼痛来源于哪个组织，如果这个姿势能让你感觉"好一些"，就说明屈曲能够激发你的疼痛，而柔和的且不负重的伸展就能够让它消失。

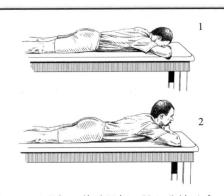

测试 3. 俯卧趴好。趴 3 分钟（疼痛之初给自己 30 秒，看看能否适应。如果 30 秒后感觉疼痛加重，马上停止）。如果在姿势 1 上你觉得很放松，那么试试姿势 2，然后比较下姿势 2 比姿势 1 更舒服还是更差。哪一个姿势更舒服就做哪一个。

"俯卧趴"是否在趴下和站起来以后都使疼痛减轻？＿＿＿＿＿＿＿（如果是，那么你就找到了一个疼痛出现或过于劳累之后的"舒服"姿势）。

测试 4. 如果前面这个姿势会导致产生疼痛，那你的疼痛很可能是由伸展姿势诱发的。让我们一起来找到一个令你舒服的姿势。为了再次证实这一点，站起来，身体从腰的位置向后仰。这样会加重疼痛吗？如果会，再伸展一次，但是这次把身体扭向一侧，再试着扭向另一侧。也许你会发现伸展加旋转到某一侧会导致疼痛。如果是这样，单侧腿站立（疼的那一侧），就好像要开始走正步一样站直身体。再重复刚才疼痛的那个伸展测试。疼

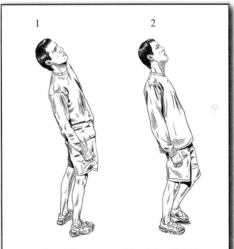

测试 4. 站立伸展测试。先是双脚站立（图 1）。伸展配合朝一侧扭转会导致疼痛吗？如果会，就单腿站立——站在疼痛的那一侧，并重复测试（图 2）。疼痛是否会改变？

痛减少了吗？如果是，那就说明稳定住骨盆和脊柱会使你对伸展姿势的耐受性更强。对你来说，一个"感觉良好"的姿势是，脊柱既不屈曲也不伸展的中立位置。

测试5. 下一个，靠着一面墙用前臂支撑身体，做平板支撑。这是能让我们试验不同姿势的低风险安全区域。先从你的下背部开始，慢慢地从屈曲移动到伸展。然后尝试通过髋部来做屈曲和伸展。理想情况下，你会找到一个髋部和脊柱配合的姿势来减少疼痛。从中立位置开始，反复练习找到那个能够减少或消除疼痛的姿势。

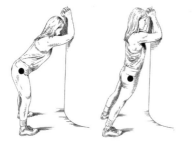

测试5. 墙面平板支撑。从调整你的脊柱曲线开始（腰椎伸展和屈曲），找到疼痛诱因和最舒服的姿势。

然后活动髋部来做同样的测试（髋部屈曲和伸展）。

你最好能把这个缓解姿势融入你的日常生活中。尝试调整日常生活动作，如坐在车里、遛狗的时候，动作都尽量模拟这个能够缓解疼痛的姿势。

记录下能使疼痛最小化的髋部和脊柱结合的姿势。_____

_____

导致疼痛的负荷

以下的这些测试会帮你辨别给脊柱增加负荷是否会诱发疼痛。

测试6. 拿一个5磅（约2.2千克）的重物。站直保持在一个无痛的姿势上。对于大多数人来讲，身体会在中立位，或者起码与中立位偏差不大。双手抱持重物，与腰带扣水平。观察并记录是否感到疼痛。如果你可以很轻松地完成这个动作，那么伸直你的手臂，让重物远离身体。这样有疼痛吗？如果有，我们可以得出结论，以你目前的状况，腰背是不能承受负荷的。这意味着康复过程中，需要消除你的日常生活中的任何不必要的背部负荷。也就是说，让别人帮你搬运日常生活用品和推迟例如园艺之类的活动直到你好转一些。同时也有一个办法可以帮助你减少背部负荷：调整腹部肌肉来稳固核心并纠正任何脊柱松弛的姿势，看看疼痛能否消除。

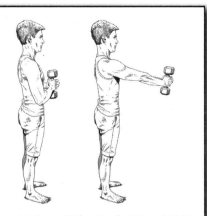

测试 6. 抱持重物〔试试一个稍轻的大约 5 磅（约 2.2 千克）的物体〕，是否会增加疼痛？一定要调整你的脊柱曲度来感受中立脊柱曲线是否能减少疼痛。然后试一下肌肉收紧——这样能减轻疼痛吗？

当你的脊柱处于无疼痛姿势时，在身体前方抱持重物是否会引起疼痛？___ 绷紧肌肉能带来什么改变吗？_____

产生疼痛的动作

让我们来仔细研究一下一些能够诱发疼痛的常见动作模式，以及如何消除它们。

测试 7. 如果你已经发现自己的脊柱不能承受负荷，那最好不要做这个测试。在你的肩上扛一个杆或重物，前后转动骨盆，使腰椎屈曲和伸展——不好意思，就像进行性生活的那个动作。这个动作是否会诱发疼痛？如果是，那么腰椎活动对你来说是一个诱发点，要想康复，最重要的是要遵循下一章的指示，学会用髋部来屈曲，而不是弯曲脊柱。很多运动员都

能成功地保持他们的运动能力——你也能。疼痛是否只是发生在一个方向转动骨盆的时候？例如，只是屈曲或只是伸展。如果是，记住你不能承受的动作，并且你需要调整动作模式来避免疼痛。对于应付"动作不耐受"的关键是，学会稳定腰背部，并把运动集中到你身体的大关节上来（如肩部和臀部）。

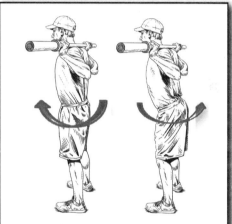

测试 7. 腰椎动作耐受度的骨盆活动测试：把一定的重量架在肩上——一个杠铃杆最好。转动骨盆，前倾和后倾，带动腰椎活动。这是否会激惹出你的不适症状？

屈曲/伸展运动是否会增加你的疼痛？

_____

_____

对姿势和运动的评估

到现在我们已经讲了腰背部评估一些基本要点。经过前两个自我评估的，你应该已经大概知道什么会引发你的疼痛。现在让我们更进一步来检查。

测试 8. 站姿评估。站高，下巴不要前伸并且避免含胸驼背。对大多数人来说，这种姿势都能减轻背部负荷。这里有个快速测试。不良的姿势导致这些肌肉全天候地持续紧张。它们从来都得不到休息。这就产生了肌肉型的腰背痛——现在你知道如何避免了吧？修正你的站姿。我们稍后会讲一个帮助你纠正站姿的拉伸。

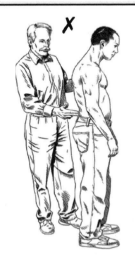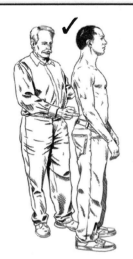

测试 8. 站姿评估。找到一个下背部能放松的站立姿势。感受一下背部肌肉。它们是否收缩且僵硬？如果是，向后仰一点，找到一个更加直立的姿势。你会感到肌肉松弛下来。看看你需要做什么才能达到这种放松的状态。然后试着把下巴往前探——感觉肌肉马上发力了，或者含胸驼背——同样你会感觉背部肌肉在发力。目标是在站立的状态下减少这些肌肉的发力。如果不能这样做的话就会导致肌肉痉挛。

你需要做什么才能使腰背部肌肉放松？

通常在我的评估里，我会评估动作模式。这就需要遵从一些数学计算来真正的筛查出动作瑕疵。相比起让你完成一个病情最严重患者所需的完整评估，我不如简单地演示什么是理想的运动模式。这些内容在本书的下一章会详细叙述。不要忽略动作质量的重要性。

为了总结本小节并获得对疼痛起因的真实洞察，你需要暂停一下，把你所辨认出来的疼痛诱因和你的动作模式关联起来。当你刷牙的时候，是否会诱发疼痛？如果是，是否是脊柱屈曲诱发疼痛？那么你就需要学会如何在刷牙时不诱发疼痛。向上够东西的时候是否会诱发疼痛？是不是伸展产生疼痛？你发现什么样的肌肉绷紧方式能够减少或消除疼痛？在学习本书下一章的时候，你会学到避免诱发疼痛的运动方式。尤其注意要把脊柱放到一个无疼痛并且能够承受负荷的姿势上。

注意：如果你并没有成功地发现疼痛诱因，往后翻几页，后面一章会指导你如何寻求医生帮助。

第四步：康复当中的性格因素

我们已经简短地讨论过性格对腰背痛治疗的影响，但是这个问题值得深入讨论。首先，你必须诚实地面对自己。你的性格是更趋向于 A 型还是 B 型？A 型指的是非常刻苦，今日事今日毕类型的人。A 型人把他们自己推向极限，也把他们的背部推向极限。很典型的情况是，我给一个 A 型人安排一套练习动作，每组 8 次，他们回去以后会做 16 次，然后还纳闷为什么他们的背部没有改善。他们是那种每天非要去健身房做有氧运动的人，他们害怕哪怕休息一天都会影响他们的健身成果。如果这个听起来很像你，那么你必须允许你自己偷一点懒。如果你继续把自己逼到极限就不可能康复。从消除你找到的那些疼痛诱发点开始，通过掌握下一章所说的康复性训练，来慢慢地重建你对体力活动的耐受性。

相反，B 型人，就是具有懒散性格的人，他们听到我开具的运动处方是每个练习 8 次，就会找借口说明为什么他们做 4 次就够了。如果这种情景更像是你，那你就得提起点精神来。如果你真的想要摆脱疼痛的话，就必须认真地采取一些必要的步骤才能更好康复。学会在日常锻炼当中勤奋一点，你才更有可能成功。

以上的两个例子都很极端，但是都不好。A 型人从来不给他们的腰背部任何休息，所以他们永远好不了。B 型人根本没有基本的腰背强健程度来无痛控制姿势和负荷。如果你是任何一种极端类型，我会劝你克服一下你的天性，走中庸之道。

第五步：检查你的疼痛类别及模式识别

每个腰背痛的类型都有其特点。对一种类型有用的治疗可能对另一种类型是伤害。基本上，我的"三大练习"，如果动作标准，加上实行良好的脊柱保健原则，以及本书所讲的核心锻炼项目当中的间歇性步行，所有的类型都能从中获得帮助。但是，以下是针对每种不同类型的一些具体性的指导原则。有一些建议是之前没有介绍过的，接下来的篇章中会介绍这些。

脊柱屈曲型疼痛

特征： 在弯腰驼背坐、身体向前弯曲、进行园艺活动，甚至是系鞋带的时候疼痛加剧。

可能原因： 几乎全部是椎间盘突出。

缓解方法： 平趴在地上，随着每一次呼吸尽量让腰背部下沉放松。

练习：练习"准备接球式的半蹲"并且把它融入所有的屈曲动作中，注意实行脊柱保健原则（见第8章）。练习"三大练习"。

避免：向前屈曲的时候，避免脊柱的屈曲动作，学会"以髋部为铰链进行屈伸"。避免长时间保持一个单一姿势——譬如久坐或久站。

动态负荷型疼痛

特征：在上下楼梯或走在不平地面上时疼痛。

可能原因：椎体终板的压缩性损伤。

缓解方法：趴着。

练习：练习绷紧腹部，或者胸肌–背阔肌绷紧，并"微调"这种绷劲到刚刚好减轻疼痛而又不会过度紧绷的程度。

避免：避免动态负荷的运动，如跑步。坐着或站着的时候避免暴露于振动源，如重型机械操作。

屈颈时疼痛

特征：当屈颈的时候，背部、臀部或腿部的疼痛加重，造成沿脊髓方向的张力加大。

可能原因：机械刺激增加了起自脊髓的神经根敏感度。偶尔，屈颈能够缓解放射性疼痛——这通常说明一个椎间

盘的突出"钩住"了神经根。

缓解方法：找到一个合适的颈部姿势。

练习：从一些减少椎间盘突出的途径开始，比如趴着。在以纠正性训练项目配合脊柱保健开始以后，考虑做神经滑动的练习。

避免：不要拉伸。

压迫性疼痛

特征：在身体前方持重物的时候疼痛，比如开窗户的时候。

可能原因：可能原因包括椎体或椎间盘的压迫性损伤。

缓解方法：围绕脊柱保健原则做一些尝试。

练习：围绕脊柱保健原则来减少脊柱负荷。考虑试一下"虚拟手术"的康复游戏。

避免：向前伸的探身动作。

间歇性腰背痛

特征：一段时期无疼痛，突然被间歇性疼痛打破，疼痛的程度从一般的不适到剧痛。

可能原因：很有可能椎间盘是疼痛的根源。椎间盘被压扁或突出都可能会压迫到神经，通常会带来背部、臀部、腹股沟和腿部的放射性

疼痛。

缓解方法：某些姿势能够缓解或反过来加剧疼痛。把它们找出来。避免那些疼痛的姿势。

练习：辨认疼痛的诱因并且避免触发它们。回忆一下，什么引起疼痛爆发？园艺、打喷嚏，还是坐着工作？你需要避免或改变能够诱发疼痛的那些因素。

避免：诱发疼痛的姿势。

做一个记录表

这是一个可以分析你间歇性疼痛诱因的方法——是什么导致了疼痛的出现。每一天，记录下你的腰背痛感觉如何。也记录下你当天进行的活动，每项活动的长度、强度，还有当时所施加的负荷。也要包含休息的时间，是坐在椅子上还是躺下来。记录下你的姿势。你坐着的时候是否给了腰部一些支撑？诸如此类的信息。越详细越好。一旦你有了四五天积累起来的记录就可以回顾一下了。你会发现一些模式。某些模式会导致你某些天特别疼。关注一下在疼痛爆发前的一两天你是否有什么活动，或者是长时间进行某些活动引发了疼痛。

步行超过一定距离的疼痛

特征：步行刚开始的时候是可以忍受的，但是很快变得疼痛。

可能原因：通常在老年人和关节炎患者身上比较常见。如果在年轻人身上发生，很有可能是某个关节的问题，例如骶髂关节或小关节。基本上，椎间盘和（或）关节炎性的累积性负荷会刺激局部神经，有时会伴有向腿部的放射痛。

缓解方法：找到那些能够缓解疼痛的姿势，通常是坐着或躺着。避免反复进行背部动作。

练习：间歇性的训练"步行"，直到你能够承受一定的量。在每一次进行完一定量的步行之后都去做一些缓解姿势。你将能够承受更长的步行距离并逐渐全面康复。

避免：步行时间过长而激发疼痛。反之，在你感觉尚好的时候就结束步行。

在向后仰或扭转时的疼痛

特征：向后仰或扭转时激发出腰背痛。通常脊柱伸展配合着扭转动作一起会加剧疼痛。如果单腿站立的时候疼痛会减少，那么疼痛通常会与不稳定性有关。

可能原因：通常是椎间盘的病理性问

题和小关节问题的结合。

缓解方法：避免脊柱伸展和扭转。

练习：学会用髋部来活动。

避免：避免激发疼痛的姿势，用那些让你感觉舒服的姿势取代它们。

只有在做某些练习的时候才会疼痛

特征：譬如说只有在练习蹲起和硬拉的时候引起疼痛。

可能原因：有缺陷的力学机制导致某些组织受损，或者负载过大，或者训练量过大。

疼痛方法：避免或改进训练。

练习：找到疼痛诱因和动作缺陷并消除它们。减少训练量。如果你做的是负重训练，就减轻你的负重，把关注点放在技术无缺陷的健康动作上来。

避免：那些所有能诱发疼痛的动作。

第六步：对于不确定结果的处理

对于大多数的患者来说，以上的诊断对于揭示疼痛诱因非常有效。记住，你病情的名字远没有比找到真正的疼痛诱因重要，譬如某个具体的姿势、负荷和动作。但事实是有一小部分人，做完了上述的自我检查测试后仍然不能从结果当中找出具体的疼痛诱因。这些人可能发现所有动作都会引起相同程度的疼痛，或者以上所有激惹测试都不能诱发症状。另外，极

少数的案例会得出令人困惑的结果，找不到一个明确可辨的诱因。

接下来这个建议是针对那些疼痛时好时坏的人。好消息是，起码他们能有一些感觉良好的日子。坏消息是他们不知道如何增加这些日子。这些人需要一个记录日志来揭露他们的疼痛诱因。

只有极少数人不能从他们的记录日志里面找到规律。对于他们来说，我会建议他们找一个可信的医师去做一些进一步的测试。即使那些已经找到确定结果的人也可以选择寻求补充性意见（尽管我认为只要发现了你的疼痛原因和缓解机制，你就已经掌握了进行下一步的所需知识）。我推荐你购买我的教材《腰背疾患：循证预防与康复》（*Low Back Disorders：Evidence-based Prevention and Rehabilitation*），这是我为医学界写的一本书。带一本给你的医师，以便指导他们对你的髋部、腰椎神经根、骨盆带、骶髂关节、小关节等做更深入的测试，结合对于神经敏感性的测试、肌肉平衡测试及其他的必要测试。如果你只是一个想要最大范围内扩展你知识库的普通读者，你也可以自己读这本书。它也可以作为一个参考，以便在做检查的时候你和你的医师能有效交流。

找到具有水准的专业意见是很不容易的，而且很多医师做的检查并不

全面，你最好给他们看你的自我评估记录。不要害怕做你自己背部健康的代言人。

这里有几点可以确保你获得最佳的医疗建议。

医师为你做的测试

通过阅读本书，你可能已经对疼痛、疼痛诱因和避免产生疼痛的动作方法有所了解了。我希望你对影响背部疼痛的生理学略知一二，这样你也有能力针对测试和结果问你的医师一些具体的问题。

测试：一个完整的测试应该包含什么？

以下是一个具备脊柱健康专业知识的医师应该进行的测试内容：医疗专家应该能够微调、钻研并进一步细分腰背痛的种类。最顶尖的医疗专业人员应该针对病情进行直接的指导，告诉患者应该马上停止做什么，而且下一步应该做什么。如果一个医师就你的疼痛诱因以及应该如何避免疼痛不能给出指导性建议，可以说他在治疗腰背痛方面能力不够，我建议你另寻他人。如果你收到的只有镇痛药——那你必须另请高明。

一个真正想要得出精确诊断的医师，需要执行精确的疼痛激惹测试。试想一下在比赛场上照顾受伤运动员的队医吧。他们从有问题的身体部位开始（譬如说是膝），做一系列的不同方式的位置和活动测试，不停地问

运动员"疼吗"。队医需要故意激发出疼痛，以便进行下一步的诊断，这样才能最终建议运动员如何消除疼痛并痊愈。医师也应该执行同样类型的疼痛激惹测试。

做一个了解情况的患者：那些疑难的、治疗效果不明显的腰背痛患者需要一份合格的评估

有一个被腰背痛医疗专业人员经常用的术语是"非特异性腰背痛"，有的时候也叫作"自发性腰背痛"，或"腰骶劳损"。当医师或物理治疗师用这些诊断词汇的时候，其实他们真正的意思是"没有明确诊断，没有已知的疼痛原因"。我希望这本书读到现在，你起码已经明白所有的腰背痛都能追溯到原因。我们把这个叫作疼痛诱因。当我们把某人的腰背痛贴上非特异性标签的时候，一个隐藏得不太好的推论是，这个人的疼痛只是在患者的脑海里，只不过是一个心理成像。最糟糕的是，"非特异性疼痛"这个概念被保险公司用来拒绝理赔。不管你之前有过什么经历，有一点是肯定的，非特异性腰背痛是个误传。以下是一个足够胜任的医师在会诊时应该做的。

每一个腰背痛患者都应该知道的信息

尽管你们当中的很多人会发现这个自我评估过程已经足够，但是还会有一些人需要专业评估，他们应该有些什么合理期望值呢？以下是组成一

个有效而且完整的医疗诊断所需要的信息。一个既能在长期内提高和促进完整的康复，又能在短期内管理症状的策略，它应该包括：

- **检查结果**：每一位患者都应该被告知和解释他们的检查结果、评分和测量值。我建议你在医师讲解的时候做记录。如果医师使用你听不懂的医学术语，要大胆提问！当你离开的时候要对检查结果有足够的理解，并能够用自己的话复述给别人听。

- **疾病发展的自然进程**：每个患者的病痛都应该放在病史的上下文当中解读。正如其他的任何疾病，腰背痛也有它的自然病史。当一些组织受损的时候，尤其是那些和椎间盘相关的组织，会触发一系列的多米诺骨牌效应，带来长期的疼痛敏感。这当中大多数可以得到有效管理，避免疼痛出现。你应该对后面的情况有一定预期。

- **预后**：每一位患者都应该被告知预后。换句话说，预后是一场关于长期痊愈可能性的讨论，或者至少是从伤痛中获得疼痛缓解能力的可能性。大多数的腰背痛都能得到妥善管理，通过身体自我愈合的自然过程，疼痛就会很少出现。当损伤愈合以后，脊柱自身会强化变硬，患者将不会再有疼痛。

- **处方**：没有一个人是应该被药剂师喂饱的！每个患者都应该获得维持无痛活动的姿势调整和动作模式调整处方。医生也应向其介绍腰背痛的合理分类和相对应的纠正性训练方式。理想情况下，每一个治疗性训练动作都应该在你复诊时候进行"微调"，之后不断地在你的康复之路上做出调整。

- **疼痛原因**：每个患者都应了解自己的疼痛原因，并得到对其病因的清晰解释。一个好的医师会向你演示什么样的动作、姿势和负荷会马上引起疼痛，什么会引起延时性的持续疼痛，然后演示替代性的运动和姿势来避免激发疼痛。

- **康复方案**：每个患者都应从医生那里得到一个详尽的方案，包含多维度的纠正和治疗性练习项目，设定每步的阶段性目标。最初的进阶集中在首要任务上（消除疼痛）。一旦这个目标达成，第二个目标是扩展活动范围与提高无疼痛的活动表现。基本上，你的康复计划要能够依据疼痛减轻的程度做出调整。千里之行，始于足下！

评价你所接受的评估

在看完医生以后，你可以在脑海中回顾一下，也可以看一下你的笔记。你是否得到了一个你应得的完整检查？这里有几点值得考虑：

- 只有部分非常熟练的医师有能力基于解剖结构来诊断腰背痛。如果不止一个组织产生了疼痛呢？只有那些试图用"把疼痛切除"思维来看问题的外科医师才想要精确地定位哪些组织是疼痛根源。遗憾的是，有一些外科医师没有正确地定位病灶而是给错误的组织做了手术。如果你找到的是外科医师，确保他们对疼痛根源确信无疑。否则，治疗评估应该集中放在引发疼痛的动作控制、姿势和负荷上，而不是实际的组织本身。

- 腰背痛几乎总能被某一特定的动作、姿势或负荷激惹恶化，而这些因素又不断地被患者在日常生活中习惯性地重复。在评估结束以后，你应该能够对你个人的疼痛原因有一个基本的了解，并且知晓在日常生活当中什么时候最有可能产生疼痛。这些知识结合着疼痛避免策略是通向康复的关键。

- 你的预防计划设计应该用于消除引起疼痛的特定动作、姿势和负荷，这些因素通过疼痛激惹测试来确定。

- 康复计划的设计目的是要提高疼痛耐受度和指导替代性动作模式。

- 正确的评估从来不用一些一概而论的术语，例如"退化性椎间盘疾病"。没有这回事儿!

- 正确的评估提供一个清晰的诊疗方向，同时也提供备选方案，以备首选方案不能在规定时间内取得预期效果时选择使用。

对于那些最罕见的疑难患者：用假设测试来诊断

时不时地，会有一些很难查明和理解的疼痛。让事情变得更复杂的是，这种疼痛问题往往不止有一种起因。病情更复杂的患者需要专家的诊断。这些就是来找我的患者。

对于那些在普通评估里面不能得出结论的复杂病情，一个假设测试给出的诊断会很有帮助。一旦评估能够得出一个结论，康复项目就会变成一项"进行中的试验"。这个时候，整个康复项目中每次只改变一个变量。一份日志会记录这些改变，以帮助我把治疗计划和进展连接起来。这样，如果有进步或疼痛恶化，那么很容易分辨哪个变量是主因。这是一个较长的过程，但这能帮助我理清最复杂的病情。

小结

通过正确的自我评估，大多数人都能够发现那些引起他们疼痛的姿势、负荷和动作。他们也应该能够分辨神经张力是否是问题的影响因素。记住在康复过程中，往往你不去做什么跟你去做什么同样重要。剔除那些激惹性动作，用健康的动作模式来替代它们。你的绝大多数日常活动都可以得到调整以便更好地适应你的工作和生活需要。

当面对医师检查的时候，记住这一点：大师级的医师能"教会"患者明白是什么引发了他们的疼痛。如果你的医师还没有向你说明疼痛的具体原因，那么你就需要考虑另选他人了。

第 3 部分

修理工作： 使活动不再痛苦

回顾一下，执行这个计划 80% 的成员都会变好，其余的 20% 也将从这里开始，但是需要一些特殊的调整。这在本书的下一部分中会有介绍。让我们开始完成这些计划吧！

1. 消除疼痛的原因，找到无痛的动作（躺着、坐着、站立）。

2. 学习那些能使你从功能上远离疼痛的姿势和动作模式。

3. 人人都需要的必要的练习，稳定躯干、核心和脊柱是终生需要（三大练习）。

4. 制订一套步行计划。

5. 增加髋的活动度。

6. 每日练习要基于动作的模式：推、拉、搬运等。

7. 从事任何活动时都要做出有利于脊柱健康的选择。

第 7 章
消除疼痛根源：
学会使用基本的动作工具

通过阅读前面章节，你应当清楚，哪些动作和姿势能够产生和加重疼痛。你也已经知道哪些动作和姿势会减轻疼痛。下面，我们将一步一步把一些无痛动作纳入到你的日常生活中。

对于慢性腰背痛的患者，降低疼痛的敏感性需要采取最佳的保护脊柱方式来活动。对于反复遭受急性疼痛侵袭的患者来说，这也是避免未来产生疼痛最主要的策略。无痛的姿势和动作策略必须植根于我们的精神意识和行为活动。成功取决于你能否有意识地活动并避免走神和心不在焉。要清楚意识到自己的动作。如果你能够长时间维持这种保护脊柱的身体感知，无痛的动作不久就会自动建立起来。

下面这些练习起初看起来非常简单，但是我强烈要求你在练习时一定要注意细节。

让我们先从掌握腹部收紧开始学习，它是动作练习的基本元素，也是在你学习使用其他动作工具时也需要保持的技巧。

腹部收紧

回想一下，为了防止疼痛的脊柱关节产生微小的活动并让更多的活动发生在髋和肩部，核心部位保持一定的硬度十分必要。这可以通过腹部收紧练习获得，它是你腰背健康工具箱中一个重要的工具。腹部收紧与简单的收腹不是同一个概念，"把肚子吸进来"或是"肚脐靠近脊柱"都被誉为是对脊柱有益的收紧练习技巧。然而，这个想法又是一个对腰背有害的谎言，却流行于物理治疗、普拉提和一些健身界。

真正的收紧是腹肌的轻度收缩，就像有人要往你肚子上打一拳时你做准备那样的轻度收缩。现在试着按要求调整你收紧的强度。当我说调整的时候，我是想让你慢慢地调整收缩强度以达到最佳的硬度，就像是屋内的灯光亮度调节旋钮一样。同样的意思，你要避免像开关按钮一样从一个极端到另一个极端。当要拿起重物的时候腹部多收紧一些，在活动中当脊柱需要姿势控制的时候就少收紧一些，比如说走路或是从椅子上站起来。用适当的收缩绷紧力量来消除疼痛就行了，不用过多。

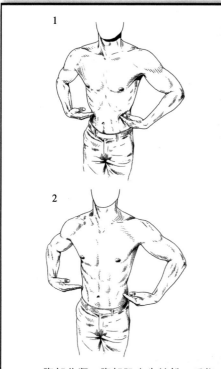

1

2

腹部收紧：腹部肌肉先放松，手指顶进腹斜肌内，在肚脐外 5 ~ 12 厘米处（图1）。腹斜肌在腹直肌的外侧。不要把肌肉吸进去，而是温和地绷紧腹腔壁，感觉手指就像被推出来了一样（图2）。不要将肌肉吸进去，也不要将它们顶出来，只是简单地激活它们。

找到无痛的身体姿势（躺着、坐着、站着）

如果你在急性疼痛期，再多的练习也没用。首要任务是减少疼痛。疼痛经常产生"脊柱曲度异常"，意思是丢失了正常的脊柱凹陷。这种"脊柱曲度异常"导致下背部非自然的扁平。我们的目标是要恢复腰椎的自然弯曲。让我们从下面的练习开始尝试。

卧位练习

俯卧趴好，两手平放在下巴下面，这样可以将你的头部支撑起来，眼睛向前看。保持这个姿势 20 秒。如果疼痛感没有增加就可以继续。现在，把拳头摆正放在下巴下面：拳头的小指贴近地面，拇指和示指形成一个环，托住下巴。疼痛好些了，还是加重了？如果好些了，放松面部和颈部肌肉，沉浸在这个姿势里，继续呼吸，感觉越来越放松。每次呼气，都让下背部尽量沉向地板。把呼吸集中到恢复下背部的自然曲度上面。如果垫在拳头上让疼痛加重，就回到手掌平放在下巴下面，甚至什么都不放，侧过头来躺在地面上。如果这样仍会增加疼痛就停止这个练习姿势。

如果这个姿势让你很放松、舒适、无痛，就试着将一个拳头叠加在另一个拳头上，把下巴放在两个拳头上，继续趴在地面上（见下图）。同样，在两个拳头支撑的姿势下，再次放松，深吸气到下背部。对一些人来说，这样会有轻微的牵拉感。下背部呈弓形对治疗和身体本身都有益。如果这种双拳放置的伸展对你有好处，可以将其放到平时的姿势训练中，直到日常的疼痛减轻。如果不舒服，可以撤回到一个拳头的练习。这样，你就又找到了一个有益的无痛姿势。

现在站起来。经过刚才趴着的姿势，你感觉好了一些还是差了一些？坐骨神经痛或腿部麻木消失了吗？如果你感觉好了些，祝贺你！你又多了一个可选的能避免疼痛的运动模式，这个模式消除了脊柱屈曲。试着每几个小时就重复一遍这种俯卧（下巴垫着拳头）然后再站起来的流程。将注意力集中在放松颈部和背部肌肉上，沉浸在这个姿势里。保持安静，至少在这个姿势停留3分钟。记住，你是在试着重塑脊柱前凸（或是下背的自然凹陷）。即使是这样一个简单的练习，往往能让患者免于承受日常活动所引发的急性疼痛。对于那些采用这个练习却疼痛加重的人，我们就要选用其他的方法了。

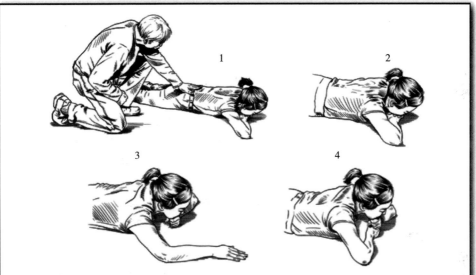

脸朝下趴好，放松（图1、2）。每次呼吸时将注意力集中在下背部——每次呼气时下背部放松下沉，靠近地面。如果这个姿势可以缓解疼痛，就用一个拳头垫住下巴（图3）。然后，将一个拳头叠在另一个拳头上，一起垫着下巴（图4）。如果不舒服就回到一个拳头的姿势。这样俯卧3分钟。

坐位练习

现在我们把注意力放在寻找一个负荷较小的坐立方式上，它能帮你减轻疼痛。坐在办公椅上，对着镜子，这样能看到自己（见下图）。先含胸驼背地坐着，然后坐直。注意，你在这两个姿势之间调整的动作策略是抬起前胸，还是骨盆向前转动（见图）。首选的动作模式是两者兼有——滚动骨盆和抬起胸部，这样脊柱能够放松，肌肉的压力也不大。要掌握这个纠正性动作，找到一个产生较少负荷和疼痛的坐姿。

你可能需要用个腰垫（我们更喜

欢 lumbair 产品，www.backfitpro.com)
来保持这种没有压力的坐姿。当看电
视和用电脑时，采用这种纠正性的坐
姿方式。但是注意，坐在软沙发上不
会有效果。坐着的时候，脊柱需要一
个结实的平面来提供支撑。当坐下倚
靠时，脊柱要靠在坚固的表面上。值
得注意的是，蜷缩在沙发里，垫着枕
头"舒适"的窝着或是无精打采地躺
在没有支撑的豆袋椅里，起初会感觉
很好，但长远来看，你没有做任何对
自己有益的事。这种舒服感的来源机
制和你仰卧抱膝时由牵张反射带来的
放松感一样。在这两种情况下，释放
的感觉只是一扫而过，因为实际上你
已经给椎间盘增加了负荷。必须要避
免这种姿势。

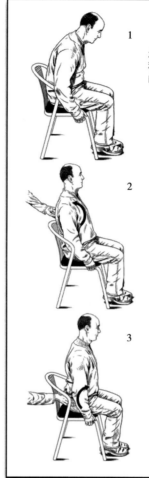

怎么纠正这
种弯腰驼背
的姿势？

你主要是要
挺胸（图2），
还是向前旋转骨
盆（图3）？最
好的策略是两者
兼有。

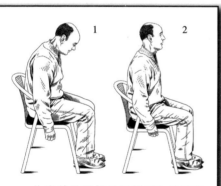

你坐着的时候是这样吗？这两种
姿势都没有给脊柱最小的压力。弯腰
驼背时脊柱有负荷（图1），同样，下
背部没有支撑地坐着也会带来负荷
（图2）。

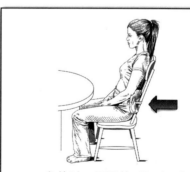

坐着时，用腰垫（lumbair）消除
腰椎压力负荷。用手泵调节垫子的充
气程度，以此调整脊柱的曲度。

站位练习

当你站直不动时，背部感觉有压力吗？站立时，用一只手摸一下背部的肌肉（或让一个朋友帮你）。这些肌肉是活跃、坚硬，还是松弛、柔软？我们的目标是，站立时肌肉保持放松。下面将介绍怎样找到这个位置。

几个姿势上的特征影响着这个无负荷姿势。通过这个练习减少压力和疼痛并学会控制疼痛。既然你已经尝试了这些动作，了解到哪些因素会如何影响站立姿势，那就发挥你的优势用好它们。当有意进行姿势调整，放松背部肌肉时，要继续关注它们，你的疼痛将得到缓解并会体验到更大的成功。

获得健康的站立姿势，另一个经常被忽略的因素是手臂的位置。不少人在放松站立时，习惯手臂交叉。这种姿势促进了圆肩的形成，使背部参与工作。

甚至放在背后两手握住，这样就会自然温和地把胸部打开，放松背部肌肉。

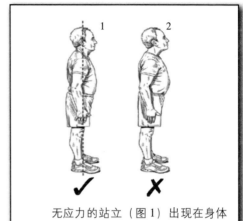

无应力的站立（图1）出现在身体垂直、下巴没有前伸时。否则就是（图2）的动作。

也可以考虑回到前面章节中的靠墙平板支撑练习。通过调整下背部曲线和髋的姿势将有助于你缓解疼痛，改善姿势策略。下次当你站着或走路出现疼痛时，停下来，试试这个技巧。

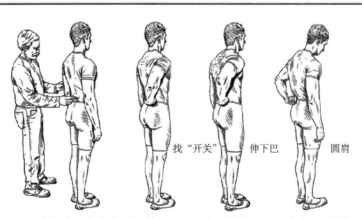

找"开关"　　伸下巴　　圆肩

试一下这个方法：身体向后倾斜，直到肌肉"关掉"不再发力（感觉肌肉松软、放松）。然后，身体逐渐前倾，直到你发现肌肉再次变得活跃、坚硬。可能需要几个来回才能发现这个肌肉的转换点，但是很值得。我们的目标是找到那个能让身体保持直立、背部肌肉没有参与工作的位置。圆肩、伸下巴都会引起不必要的肌肉张力。你看站立姿势对放松背部肌肉多么重要！

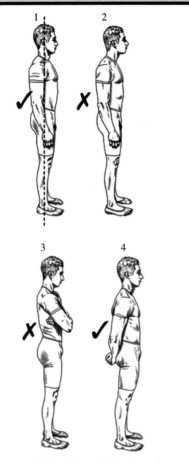

用这个练习找到减少应力的技巧：回到那个能"关掉"疼痛的位置。静止时，感觉肌肉放松（图1），下巴向前探（图2），你应该能感觉到背部肌肉的激活。接着收回下巴，感觉肌肉的放松。然后，试着圆肩，你会发现肌肉收缩。把肩移回到身体挺直的位置会再次让肌肉放松。双手交叉抱在胸前会引起背部肌肉痉挛（图3）。解除肌肉痉挛的方法是将双手放在背后，这样就"关掉"了下背部肌肉（图4）。

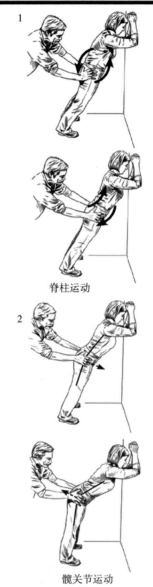

脊柱运动

髋关节运动

学会区分脊柱运动与髋关节运动。屈曲和伸展腰椎，找到无痛的最佳位置（图1）。让一位熟练的医生指导你会更好。通过髋的运动，将骨盆向墙的方向移动（图2）。这个策略可以帮助你在外出日常活动（如购物）时，找到无痛的身体姿势。

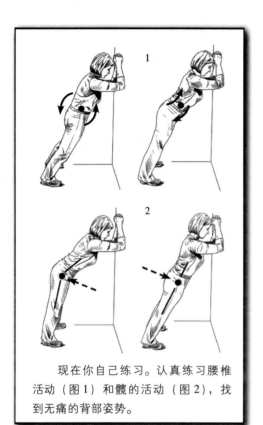

现在你自己练习。认真练习腰椎活动（图1）和髋的活动（图2），找到无痛的背部姿势。

三个无痛的动作方式

为了能够掌握一系列的无痛动作，有三个基本的动作模式必须要精通。事实上，几乎所有的日常活动都可以采用这些动作，以避免伤害脊柱。①下蹲。可以是坐下的过渡动作，也可以是从地上拿起东西时的动作，但是不用蹲到把手放在地面上。②弓箭步。帮你躺到地板上然后再无痛站起时所需要的动作模式。③阻止扭转工具。是在完成像开、关门等任务时，阻止疼痛的下背部活动的动作模式。掌握这些动作模式，然后养成一套行为方式，正确选择一个或多个动作类

型就可以无痛地进行日常活动了。

1. 下蹲（squat）

下蹲在这里可描述为以髋为铰链的动作模式。正确的下蹲技术并不像你第一眼看上去那么容易掌握，因为一开始就需要注重细节。它将是你无痛抬起任何物体的基本动作，从拿杂物到抱孩子，或者是在厨房、办公室、电影院站立来的时候。

努力找到和保持无痛的脊柱曲度，或是叫"最佳位置姿势"（sweet spot posture）。学会让背部保持一定硬度，通过激活背阔肌和胸肌压低肩部，让躯干的重量顺着手臂和膝关节传下去。

总之，在重心下降到下蹲动作时，注意力应集中在髋向后移上，当重心上升到站立姿势时，要将髋向前顶。

掌握这个动作的技巧就是反复练习，这样在你前屈身体去捡东西或去拍小狗时，它才会成为一种自然的默认动作模式。随着时间推移，我们要增加下蹲的幅度，每一次练习时都要蹲深一些。下蹲的初学者只需要每天做简单的基本模式练习。当下蹲更自然并且成为习惯时，你会发现自己的背、腿、髋部力量增加了，效果体现在你与楼梯、椅子、床、淋浴打交道的能力增强了，走路、进出汽车时感觉更加轻松。

你以后就会想到把这种半下蹲动作纳入到日常活动之中会是脊柱保健中一个有意义的内容。

游击手式半蹲 (the shortstop squat)

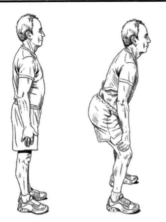

我采用这样的方式教会初学者正确的下蹲技术：先站直，两脚分开，与肩同宽。双手放在大腿上，拇指与四指分开，岔开着扶住大腿。脊柱挺直，用髋来弯曲，双手沿着大腿向下滑，骨盆向身体后面顶，身体逐渐下降，直到虎口到达膝关节骨上方。在这一点上，你就找到了如棒球游击手的蹲伏姿势。

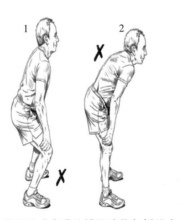

游击手式半蹲的错误动作包括膝向前移（图1），或是脊柱曲度不再是无痛的中立位而成了弯腰驼背姿势（图2）。

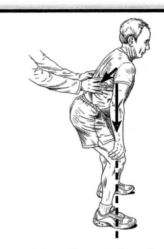

当身体下蹲到最低位置时，膝应当处于脚跟和脚趾之间的中线上。手放在膝上，调整膝的位置以达到这个姿势。接下来下一步是从这个位置站起来。首先，通过采用"腹部收紧"的方式使躯干变得坚硬——足够就行，不要太硬。现在，别想着要耸肩，而是要做相反的动作——反耸肩，想象向下推压肩部，使其远离耳朵。用胸肌和背肌向下压肩会使手臂也变硬，将重量传至膝部。感觉身体重量顺着手臂向下传。继续保持下背部有一定凹陷，或是轻微调整一下姿势以保证无痛。也就是说，轻微调节腰椎曲度，消除疼痛，但目标永远是将脊柱调整到"中立位姿势"。想象"翘起尾巴"会对一些人有帮助。现在，你必须采用不同的想法才能将背部负荷卸掉。与其想着背部上提，不如简单地绷紧那些支撑的肌肉。重点放在腹部收紧，在前伸或下沉肩部的时候让背阔肌和胸肌变硬。然后，在双手上抬时，注意"把髋向前拉"同时保持背部绷紧。所有运动都应发生在髋部，继续保持骨盆向前运动，直到身体站直。

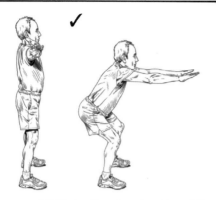

手臂辅助下蹲可以用来训练下蹲模式。起始时手臂旋后（掌心朝上）。在下蹲过程中，手臂放在身前帮助维持身体平衡，这时手臂旋前（掌心朝下）。注意，髋屈曲，骨盆后移（想象身体向后方坐，而不是向下坐）。膝仍然保持在脚上方，处在脚趾和脚跟之间。

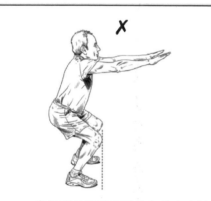

有问题的下蹲表现为身体直立时膝移动到脚趾前面。

椅子下蹲（the chair squat）

一定要抵制那种想快些进行其他形式下蹲练习的冲动。当你感觉已经掌握了游击手式半蹲后，就可以采用其他一些形式的进阶练习。

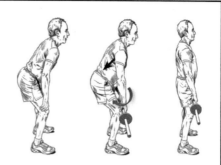

试着抬起杠铃杆。抓住杠铃杆，将身体调整到游击手的半蹲姿势。通过背阔肌发力"扭转"杠铃杆，绷紧背部。然后，别用背部上抬杠铃，而是将注意力集中在把髋向前拉，顺着大腿将重量拉起。

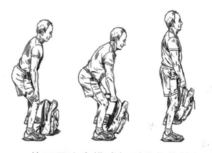

练习用这个模式把别的物体抬起来。把背绷住，锁紧，顺着大腿把物体拉起来，把髋向前拉。这样的提拉站直就会是无痛的。

一个很好的练习是，站在标准高度的椅子前面向后坐（髋向后移动），这样，通过坐向椅子，可以改进下蹲的技巧。在骨盆与椅子面接触之后，注意力也要集中在保持肌肉张力和控制上面。任何时候都要抗拒那种想要向后松垮地坐在软垫子上的想法。为了完成这个练习，站起时把髋向前拉。

在你不断完善动作的过程中，记住整个下蹲动作要向下、向后，而不是简单地在身体一半处前屈对折。

在进行这个练习时，人们常见的错误之一是两脚开立太窄，不能给身体提供足够的支撑。两脚开立要足够宽（对多数人而言，两脚距离略大于肩宽即可）。从椅子上站立来时，两脚也要保持宽度。但是这次站起之前，要把两脚轻轻拉到身体下面。之后，脊柱不要向前弯曲，而是用上提胸腔的方式起始动作，让整个躯干以髋为轴前屈，整个过程中手臂都要向前伸。

在这个姿势下，鼻子短促的吸一口气有助于脊柱保持一定的硬度。在你准备向上站立时，把身体的中心转移到双脚上，利用好学会的蹲起发力机制，身体向上充分站立。练习一下"椅子下蹲"吧！

无痛蹲起是一种可以用来完成多种日常任务的技巧。基本上你的每一次坐下、站立、去低处拿东西、弯下身体时，都是在做一种形式的蹲起。练习正确的技术可以保证你在完成各项任务时都不会把多余压力负荷施加在脊柱上。

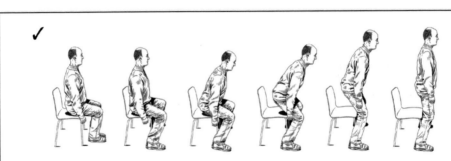

用保护脊柱的方式从椅子上站起。首先，两膝分开，双脚放于身体下方。挺胸，身体要通过髋而不是通过脊柱弯曲向前倾。把重心转移到双脚上，这时骨盆还是在置后的位置。然后在身体逐渐站起来时想象"把髋向前面拉"，而不是用背向上抬。

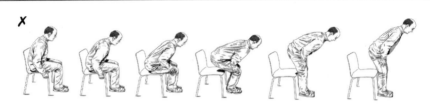

不良的站起方式会导致疼痛，如图中，两膝靠拢在一起，双脚在身体前面，脊柱弯曲后重心才在双脚之上，这样躯干的重量是在屈曲位时用背部抬起来的——疼痛一定出现。

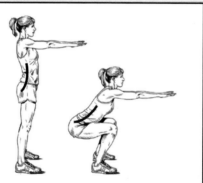

如果这个练习感觉很好，就可以进入到下一阶段。这一次，当下蹲到椅子上时，你已经不需要把手放在大腿上来获得支撑，而是把双手伸直放在身体前方，在向后下蹲时用来保持身体平衡。下蹲不要太深，避免丧失自然的脊柱曲度。

2. 弓箭步（the lunge）

弓箭步是用以从站立过渡到躺下

的一种动作模式——这种能力对于进行地面练习很重要。许多人在掌握这种脊柱保护弓箭步之前，认为这个动作是不可能完成的。在你跟着步骤指导学做动作时，注意观察这些图片，有助于你掌握完美的弓箭步技术。

从找到无痛的脊柱"最佳位置"姿势开始，然后绷紧核心肌肉，这样脊柱就不会活动了。试着保持这种肌肉控制的方式跨步走，确保所有的动作都在髋上。记住要没有一丝活动（参见第8章"行走"）。调控脊柱的活动来保证任何阶段都不会激惹出疼痛。现在你已经打好了基础，我们开始吧！

在起床、从地面上站起来，包括系鞋带的时候都采用这种动作模式。

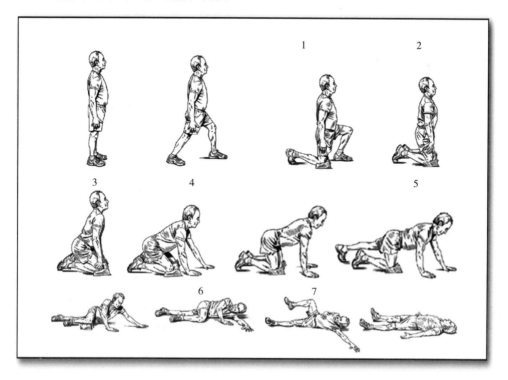

采用弓箭步的方式到达地面。脊柱不产生活动。脊柱在"最佳位置"姿势上绷紧。运动发生在肩和髋。

1. 保持腹部收紧，向前迈出一步，再到单膝跪地；
2. 把另外一条腿收回来到双膝跪地，自始至终控制脊柱活动，不要触发疼痛；
3. 双手顺着大腿向下滑，接近于棒球游击手式半蹲姿势；
4. 两手在地面上向前爬几步，直到用手和膝到达"四点支撑"；
5. 一侧手向前移，与此同时，同侧的膝向后伸出；
6. 脊柱保持中立位，把胸腔和髋慢慢降至地面；
7. 以直腿为轴，向后翻滚躺下，脊柱不要扭转。

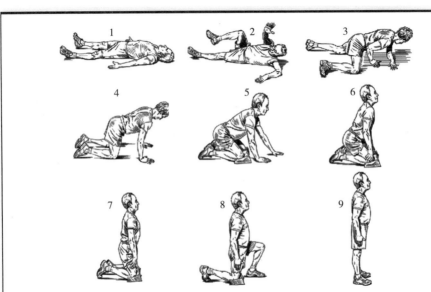

从地面上起来要从"婴儿爬"技术开始，先将弯着的腿摆过来越过直腿。胸廓和骨盆保持对齐，所以脊柱不会产生活动。这要在无痛的情况下完成。

1. 一条腿屈曲，把膝带向身体，另一条腿保持伸直；
2. 身体围绕着直腿翻过去，胸廓和骨盆锁定对齐（避免脊柱扭转），绕过去的那一侧膝落在地面的位置要高一些；
3. 就在你把膝落到地面上的时候，肩部绷紧，用肘部支撑把上身顶起来；
4. 另一侧膝回收，到"四点支撑"（手和膝支撑），脊柱还是不动；
5. 双手向回爬几步到膝的位置；
6. 背部绷紧，双手推向地面；
7. 把髋向前拉，同时双手顺着大腿向上滑；
8. 保持躯干的稳定和控制，将一只脚放在身体前面，准备弓箭步动作，后脚的脚尖要勾到下面来；
9. 开始蹬腿动作，然后站起来——整个过程没有疼痛。

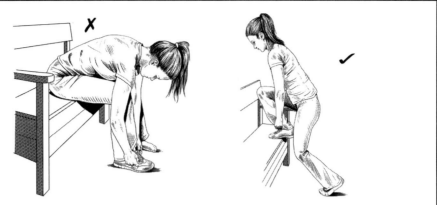

尽量在遵循脊柱保健的原则下系鞋带，需要采用改良的弓箭步方式。将一只脚放在凳子上，最重要的是下一步——将髋移向踩在凳子上的脚，而不是背部向前伸。然后就可以去系鞋带而不诱发疼痛了。

3. 阻止扭转（the stop twist）

这个动作模式主要是用于在做开门动作和在床上翻身等活动时防止疼痛的背部进行扭转活动。它也是为将来获得更多无痛运动能力建立的一种技术。

进行下面的测试，看你是否为更高级的训练做好了准备。

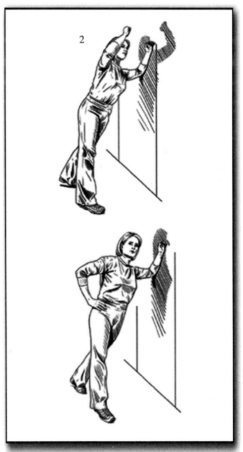

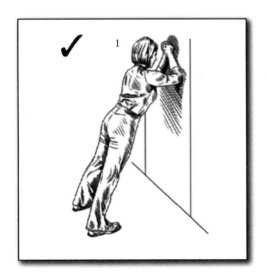

1. 墙上平板支撑，记住怎样找到腰背和髋的"最佳位置"。

2. 以脚趾作为转动轴点，旋转到侧面支撑。观察起始动作，特别是动作不应该从髋开始，而应使髋和胸腔形成整体，在身体旋转时同时移动它们，防止任何脊柱的扭转。

"阻止扭转"的错误动作包括起始动作出现在骨盆并用骨盆来引导动作。这样会导致脊柱扭转。纠正方法是想象不要用身体"扭转"，而是要绷紧躯干，然后用背阔肌拉着绷紧的躯干转过去。另外一个错误是在动作过程中，丧失了身体垂直线上的对位关系——身体要挺直并且对位。

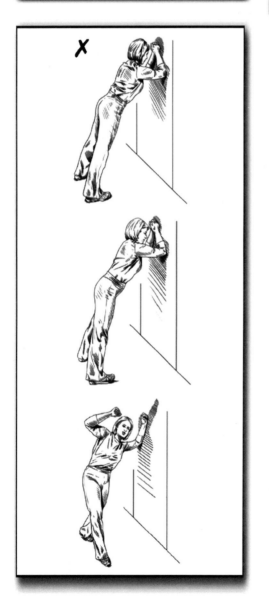

动作模式中的心理因素

具有心理意识并且积极参与完成动作模式，是产生无痛姿势和动作的基础。成功取决于你注意动作的能力，要对自己的动作有意识、有感知。能够感知自己脊柱的位置和消除疼痛的姿势。

这些练习不仅能够帮助你建立不断增长的专注力，而且给了你一系列的动作工具，能让你在日常生活中拥有大量的无痛动作技能。

第 8 章
脊柱保健：
逐渐拓展无痛的活动能力

脊柱保健（spine hygiene）是指每天要对你的腰背进行保养。它包括恢复性练习，以及改变你现在每天的日常运动。要想成功地消除腰背疼痛，就需要剔除那些会给组织带来压力的动作缺陷。在前面一章你对"动作工具"的精通使用应该可以能够减轻活动时的疼痛。通过以下一些建议，我们可以拓展你无痛的活动能力。现在，是时候阻止"揭伤疤"的行为了。

事先提个醒，这里的一些建议与主流观点相左，然而，它们对于获得和保持脊柱健康至关重要。

1. 坐（sitting）

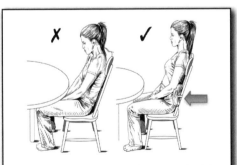

避免弯腰驼背地坐着，这会给椎间盘后部造成压力，也会使你丧失一整天的无痛复原能力。坐下时保持脊柱自然曲度，这样会打造出一个做任何活动都不痛的背部。注意，腰垫可以支撑下背的自然弯曲。

坐久了之后，一些人发现要想站直就很困难。确实，久坐能够引起许多不适。试一下这个方法，重新找回自由的直立站姿。

我们发明这个练习是为了对抗久坐给椎间盘造成的压力。采用这个练习，打破久坐的习惯，避免造成腰背不适。起初，每隔 20 分钟从椅子上站起来一次。当你通过实验找到什么运动最适合之后，再调整间隔时间。

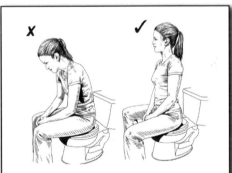

在所有坐下的行为中，保持脊柱的自然曲度非常重要。尤其是早晨起来坐着的时候。

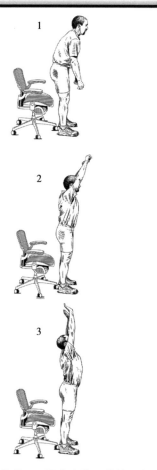

2. 站立（standing）

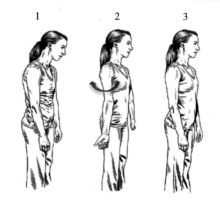

不良的站立姿势（图 1）通过不断收缩下背部的伸展肌肉，损害着无痛的活动能力。试一下这个纠正性练习：拇指伸展开到竖大拇指的姿势，然后肩外旋，将胸腔抬起，使上身与髋成一直线（图 2），注意到背部肌肉的放松。

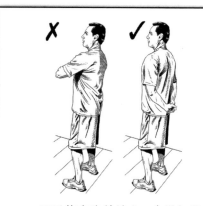

双手抱在胸前站立，会增加背部肌肉和脊柱负荷。相比之下，脊柱保健原则包括了手背在身后站立会减少肌肉活动以及相关的肌肉痉挛。

　　通常情况下，腰背痛的人从椅子上站起来也会含胸驼背（图 1）。纠正性练习是从手臂上举到头上开始，从 1 数到 10（图 2）。手臂尽量向上、向后，再数到 10（图 3）。在这个位置上，深吸气，身体站直尽量放松。手臂放下，放松。现在腰背已经准备好迎接下一个挑战了，保持这种姿势走路、坐下。

3. 行走（walking）

疼痛引起的脊柱和髋屈曲产生了弯腰驼背的姿势。缓慢的行走也会引起更多的疼痛。一般情况下，行走时手臂不摆动的行走方式会增强疼痛。

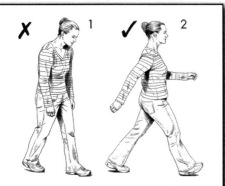

改正这种令人疼痛的"逛商场"式的行走方式（图1）。要让行走更有治疗效果，把身体姿势纠正得更加直立，让手臂以肩为轴摆动（不要用肘来摆动），步子迈得更大更快（图2）。采用第10章中的提示，形成自己无痛的行走治疗。

把走路变成一种无痛的治疗性活动。采用第10章中介绍的一些方法，目标是建立一种能够消除疼痛的行走方式。

4. 身体前屈（bending）

你知道当你准备从地上捡起袜子的时候感觉会多么不舒服。当你身体前屈捡起很轻的物体时，如果除了前面章节中的下蹲动作，你还想尝试另一个动作，不如试试"高尔夫式捡球"。这种动作来源于髋而不是腰背部的动作模式。避免脊柱屈曲意味着避免了很多潜在的疼痛触发因素。

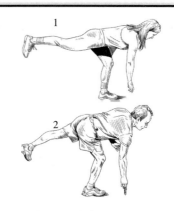

从地面上捡起轻东西时，"高尔夫式捡球"能够保持"最佳位置"和无痛的脊柱姿势。从站立的中立位和无痛姿势开始，然后站立腿的髋弯曲，躯干前移同时背部保持平直，直到你碰得到地板。为了保持身体平衡，在躯干前移时，另一侧腿向后伸展来平衡重心。你也可以用不去捡东西的那只手扶住椅子或是其他固定的物体。做这个动作来练习平衡同时也要注意无痛。一些人感觉支撑腿的对侧手伸出去会舒适一些（图1），而另一些人则喜欢用同侧手臂伸出去（图2）。

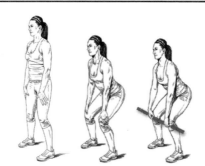

回顾一下"游击手式半蹲"或是以髋为铰链的动作模式。在无痛姿势中，将"反耸肩"加入到背部绷紧模式当中去。这适合于所有下蹲和身体前屈的动作，包括力量训练中的提拉。

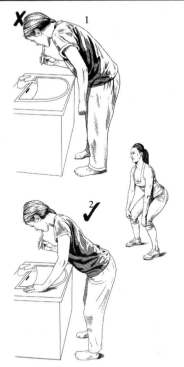

刷牙时如果没有屈髋则会给椎间盘一定压力，从而造成疼痛（图1）。先从以髋的屈曲后顶开始，双手顺着大腿往下滑，然后，将一只手放在台面上，用另一只手刷牙（图2）。刷完牙后，把一只手放在膝上，然后将另一手也放在膝上，开始"抗耸肩"绷紧。然后把髋拉向前方。这就是在建立无痛的复原能力。

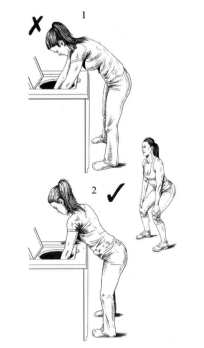

所有日常活动都能避免伤害脊柱，同样也会使你对疼痛更加敏感（图1）——选择掌握在你手里。在这里，一只手用来给背部提供支撑（图2），另一只手去洗衣机里拿衣物，脊柱一直处于中立位。完成这个任务之后还是要"抗耸肩"，并且以髋为铰链发力使身体站直。

5. 推和拉（pushing and pulling）

下一次你可以在一个办公区域或是在有一个沉重大门的商业建筑内检查一下你是怎样推门的。如果你看书的时候意识到楼里恰好有这样一扇门，先别往下读，现在就站起来去推推试试。走，去试试！

推门之前，先从心里回顾一下几个问题：你精确地调整好了腹部肌肉

的硬度了吗？躯干保持直立，然后，你是用肩部肌肉伸手拉门还是通过扭转躯干拉的门？跨进门以后你有没有在松手之后才让收紧的身体放松下来？

当推或拉时，另一个主要的原则是让力的方向从手指向肚脐。换句话说，推力或拉力的路线应当朝向或是离开身体的最核心部位。

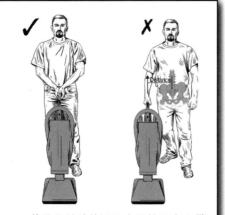

拉门的力量直接通过脊柱（肚脐可提供了一个很好参照）。不良技巧产生的力没有通过脊柱从而引起疼痛。

更多的脊柱保健：
不要让疼痛入侵腰背部

现在，我们已经将更多的健康动作加入进了脊柱保健技术列表中。这里有一张原则清单，可以把你目前学到的知识规整一下。实施良好的脊柱保健关键内容包括：

- **采用多样化的姿势**：你现在已经意识到那些会导致疼痛的姿势。当处于这些姿势时，在疼痛出现之前，就要将其调整到理想位置。例如，如果预计坐 10 分钟就会疼痛，那就在 8 分钟时换到一个站立的姿势。或者考虑另外一个替代姿势，例如跪着一段时间。即使是那些不经常遭受腰背痛的人，长时间处于一种姿势也会令他们痛苦。关键

传统的单臂使用吸尘器给不少人带来疼痛。观察一下推力的"距离"，推力没有通过脊柱，造成摧毁性的肌肉活动。不要与吸尘器"跳华尔兹"，而是让力通过脊柱——这样就不会出现疼痛。

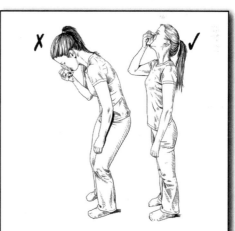

如果脊柱屈曲是疼痛的诱发因素，那就抬起头和胸部，在复原能力强的姿势下向上打喷嚏。这样，你就可以改变打喷嚏时用力的方向，不致触发疼痛。

是，在一天中尽可能地多改变姿势，当然，前提是要保护好脊柱。

- **通过调节脊柱姿势，准备承受更大负荷**：举一个例子，下次当你准备打喷嚏时，把身体调整到一个复原能力强的姿势。同样，当要抬起重物时，让背部保持自然曲度，避免脊柱旋转，要用髋来屈曲。这个概念意味着要想保护脊柱，就不应该重复从地面上捡东西的动作。如果必须要从地面上反复捡起轻的东西，可以参考上面提到的高尔夫式捡球动作。回想一下系鞋带，单一的下蹲不能完成它，坐姿也无法使你遵循无痛原则。

- **选择身体承载负荷最小的姿势**：回想一下，手持物体远离身体时会给背部肌肉增加过多负荷，也会给脊柱增加过多负荷。因此，当搬运、抬起、移动物体时，将物体尽量靠近自己的身体（将手上的负荷靠近身体）。

- **有策略地调整任务，尽量减少操作物体的重量**：在完成一些任务时，一次举起物体的一半重量是可能的（例如将箱子的一角抬起来就能调整它的位置，或是只抬起物体的一端，比如木头）。当有更聪明的搬运方法时，不要使身体承受过重负担。

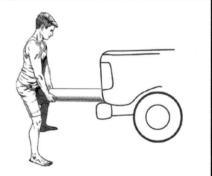

当要抬起较大的物体时，要避免在中间将整个重量抬起。图中，只是抬起原木的一端，就能将原木放到了卡车中，然后，再去将另外一端抬进卡车里。这样，相当于一次只抬一半重量，整个圆木就被抬起来了。

- **在长时间坐着或弯腰之后，要避免马上用力过猛**：椎间盘需要一两分钟的时间才能平衡各部位的压力。比如，如果你做园艺或是坐了一段时间之后，不要马上站起来抬东西。站着或走一会儿，重新平衡一下椎间盘，尽量减少压力和疼痛。回想一下本章前面介绍的坐下之后，坐位后起身的技巧（椅子蹲起）。

- **起床之后避免过早地去抬东西或是弯曲脊柱**：因为椎间盘充水的缘故，一天中这一时段受伤的概率较高。例如穿衣打扮的时候要通过髋部屈曲。避免一大早就进行仰卧起坐或是恶名远扬的"把膝抱向胸前的牵拉练习"。这种针对早晨身体僵硬的练习建议都是错误的。

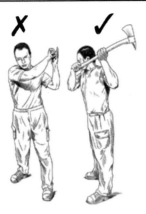

不良的技术动作会使脊柱扭转，同时产生扭转力矩（肌肉强行对抗脊柱的扭转），导致脊柱压力的增加。良好的技术不会允许脊柱扭转。脊柱被锁住，运动只发生在肩和髋。

- **核心部位保持适当硬度：**这个技巧经常能够消除脊柱内引起疼痛的微小活动。记住，绷紧腹壁的过程要像调节灯光亮度那样。重要的是，腹壁变硬的程度与要完成的任务需要互相适应，任务较重时，需要更多的肌肉收缩。要培养自己在完成"较轻"的任务时收缩得当，只要能够控制不去诱发疼痛就可以了。
- **发力时，避免脊柱扭转：**例如，避免采用那些会对脊柱增加负荷（和肌肉活跃）的身体扭转练习，像是健美爱好者常用的"俄罗斯旋转"。就算身体扭转时，也要选择适合的技巧，控制脊柱活动。

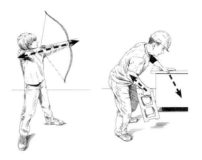

拉弓射箭原则：弓和箭的关系是，需要一只手拉，另一只手推，脊柱保持在中立位。将这一技术应用到搬抬物体中就遵循了脊柱保健原则。

- **发力时多用惯性以减少脊柱负荷：**这与我们经常听到的建议"慢慢地、平稳地抬起"正好相反——对许多熟练工人来说，这是毫无根据的建议。只要脊柱在中立位姿势下保持一定硬度，用躯干产生动力再传递到被移动的物体上就会更安全。

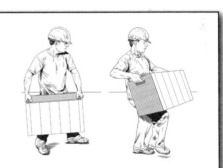

"抛马鞍"原则：想象缓慢、轻柔地将马鞍抬起，放到马背上——这会导致疼痛！放弃那些毫无根据的建议采用好的牛仔技术吧！把马鞍先放在膝上，用腿部发力把马鞍"抛起来"，这样可以保护腰背部。这项技巧可以应用在不同物体上。

- **避免久坐**：这又回到了之前提到的要不断变换身体姿势的思路，但是它值得反复强调。不管是在车上、办公室，还是在沙发上，坐久了之后，起来站一会或走一会都有助于减轻背部紧张，这非常重要。如果不能忍受脊柱屈曲，可以采用腰垫来支撑。

- **选用最好的腰背休息策略**："一鞋难合众脚"的意思是说，休息方式要与不同的工作和任务相适应。休息应该是与任务的力学要求相反。例如，如果工作是动态的，休息的时候就要坐着。如果任务需要坐着进行，休息就要采用行走的方式。如果你的工作要求坐着，那么每次休息或午餐时就要走一会儿。

- **考虑采用合适的配件来加强保护关节的姿势**：例如，如果跪姿能够减少身体前屈，那就使用膝垫来跪着。如果要抬起和搬运的货物很脏、带尖或者沉重，那就用皮围裙顶着，抱住物体让它尽量靠近身体。

- **行动之前先计划好动作**：认真计划你的动作，避免伤害关节，减少移动的距离，远端关节要运动，近端关节需保持一定的硬度。这些精细执行的模式很快就会成为习惯，你甚至不用考虑就能保护腰背，使之避免伤害了。

- **保持适度的体能素质**：这是指体适能的所有部分之间需要保持一定的平衡（柔韧性或硬度、力量、耐力、爆发力、平衡、稳定性或灵活性和动作技巧），这样，以保护关节的方式使力经过身体各处的连接。

小结

此时此刻，多年累积下来的动作习惯需要被打破。无意识的动作模式需要被忘却和替换。通过反复使用对身体有益的脊柱保健方法，过热的中枢神经系统才有时间冷却下来。你已经开启了疼痛去敏感化的过程，它确保了一个无痛的未来。

要注意坚持我们介绍的脊柱保护动作原则，直到它们变成你新的习惯。如果你一时走神，注意力或关注点偏移了的话，可以打赌，疼痛会返回来提醒你的疏忽。放心，随着时间的推移，无痛的动作替代模式自然会到来。

第9章
构建复原性腰背：
没得商量的 "三大练习"

每人都适合的基础练习

读到这里，你对该避免哪些疼痛诱发因素，以及怎样调整自己的日常活动才能平息疼痛有了全面的了解。

现在，我们要做一些提升背部健康的练习，为拓展无痛活动范围做准备。

这些练习，绝不是健身房里一个小时的那种锻炼，绝对不是！对于每一位想要提高身体素质及无痛功能的腰背痛患者，我建议第一步就要做我的 "三大练习"。它们是：

1. 改良的卷腹；
2. 侧桥；
3. 鸟狗式（四点支撑）。

我们的研究表明，这些练习的优势是它们既可以建立肌肉能力、保持稳定性和控制能力，又能保护腰背不受损害。它们能在几小时内防止疼痛的关节微小活动，还有助于提高耐力。耐力是将之前会引发疼痛的活动重新纳入生活中的一个重要部分。

"三大练习" 有几个共同的特点。在进行下面 "一套练习" 时，非常重要的是，发现适合的起始水平，然后逐渐进阶。练习时间从保持 10 秒钟的姿势开始。这种短暂的保持时间减少了触发肌肉抽筋疼痛的风险。用我的 "倒金字塔" 模型来设定组数和次数。发展耐力的训练宜采用重复的、短小的练习：这意味着避免进行不常见的以及持续时间长的练习。例如，如果你不能在无痛的情况下持续练习 10 分钟，那你就将一天的练习分成 3 段，每段持续 6 分钟，这样你就完成了总数 18 分钟的无痛训练。

记住，避免成为极端的 A 型或 B 型患者，而是争取成为 C 型练习者：一个有能力的练习者。没有什么花样：只要按照我的指导，你就会有进步。当你提高了无痛的训练能力，就可以转换到每天时间较长、次数较少的训练了。能否进阶到这三个更高难度的练习，首先取决于你掌握基础练习的情况。

一旦掌握了 "三大练习"，就可以进阶到更难版本的这三个练习。我相信，你已经发现，每一章都设有一些基础知识，以便继续阅读下文。"三大练习" 也不例外，能否成功地完成后续章节中的练习，也取决于你完成这三个基础练习的情况。

五个重要的提示

1. 每天都要进行这些练习。
2. **起床后，不要马上进行这些练习。** 理想的练习时间是从早上10点到晚餐之间。不推荐睡觉之前做这些练习，因为那时大多数人已经没有体力从这些训练中受益了。
3. **在一次训练内，选择合适的运动量至关重要。** 背部最弱的患者每次练习时间只能很短，这样，每天就能从多个、非常短的练习中受益。如果一次的练习内容太多，就将练习内容一分为二，一个时段在上午，一个时段在下午。有些人在一天中进行3个，甚至4个的短时段练习。水平提高之后，一天的练习组慢慢减少到1个，练习量却相应地增加。
4. **腹肌支撑起来，不是塌陷，也不要吸入腹腔。** 练习时，想尽一切办法获得稳定的核心。撑起、收紧整个核心部位，尽量减少疼痛。
5. **脊柱保持在无痛姿势上。** 肩和髋运动，而不是脊柱。

三大练习

1. 卷腹（Curl－up）

卷腹与标准的腹肌练习（standard abdominal crunch exercise）相去甚远。

同时要明确，仰卧起坐（sit－ups）也不应该在腰背痛患者的练习计划中出现。

起始姿势： 屈膝卷腹，腰椎没有活动。仰卧时，双手下滑到下背，撑住腰椎。这个位置可以防止腰椎平压在地板上，减少背部压力。一条腿伸直，另一条腿弯曲。弯曲腿的脚着地，与伸直腿的膝保持水平。

动作要领： 首先收紧腹肌，阻止身体运动，但不要引起疼痛。肘部从地面上抬起，"悬置"在身体两侧，两手仍然放在腰下面。脊柱保持中立位（包括颈部），然后，头和肩轻轻抬离地面。重要的是，颈部（颈椎），和躯干下部（腰椎），尽量保持不动。练习时，仅仅把头和肩部抬离地面，数到10，然后，背部回到初始位置。把头和肩放在一个体重秤上，将有助于完成练习，使体重秤的指针回到零。与腹肌练习（crunch）相比，卷腹动作幅度更小。对旁观者来说，它看起来不像是在做很多动作，但是采用正确的技术就会感觉到你在训练。实际练习时，深呼吸非常重要。

运动处方： 先做5次（每次8～10秒）实验，休息约30秒。下一组尝试3次，休息，最后一组1次，结束。看一下第二天的反应。如果感觉好，每组增加1次，在本例中，三组的练习次数可以分别增加到6次、4次和2次（注意每组的练习次数逐渐减少，这就是俄罗斯倒金字塔模式）。如果腿不疼，每组交换弯曲的腿。如果腿或臀部疼痛，弯曲疼痛一侧的腿和膝。

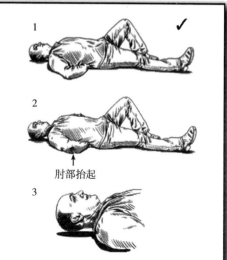

屈膝卷腹的开始姿势要求两手（掌心朝下）放在腰部下面（图1）。肘部轻轻抬起，不要碰到地面（图2）。腹肌收紧——收紧的程度取决于个人，试着有点难度不要太轻松。头、颈、肩轻轻抬起——动作幅度极小（图3）。

训练计划中组数和次数的俄罗斯倒金字塔模式

这是一个巧妙的系统，用来指导组数、次数的设定，在不出现疲劳的情况下发展耐力，而且可以通过8~10秒内恢复氧和酸的平衡，防止肌肉痉挛。这一方法是我从俄罗斯大师那里学到，也即以此命名。通常情况下进行3组。每次练习持续8~10秒。第1组有6次练习，每次练习间有短暂的休息（休息几秒钟）。第1组之后休息20~30秒。第2组的练习次数减少——通常减少2次。本例的练习次数是4次。再休息20秒。第3组的练习次数再减去2次——本例中的练习次数为2次。完成之后，换到下一项练习，同样重复这种倒金字塔模式。

需要更多挑战时，每组增加1次练习——不要增加练习时间。疼痛阶段可以采用这种模式。疼痛消失后，可以采用每次更长的练习时间，以及变换组数和次数的设计。

举一个例子：
每1次练习时间 = 10秒
第1组：6次，休息20秒。
第2组：4次，休息40秒。
第3组：2次，结束。

颈部治疗练习

一些人在做屈膝卷腹时会出现颈部不适。习惯吃口香糖的人、脖子长的人以及那些颈部经过许多手法治疗的人出现这种情况的可能性更大一些。不要把两手抱在头后，而是要建立颈部的稳定性，以及采用下面的方法，提高无痛状态下颈部的支撑能力。

经过一段时间，颈部耐力提高之后，再回到屈膝卷腹练习，试一下下面的方法：牙齿轻扣，促使屈颈肌参与运动。然后，舌尖顶住上腭。注意，屈颈肌在下巴下面活动。这个纠正性的练习可以减轻你的颈部不适。注：你知道嚼口香糖可以抑制屈颈肌吗？

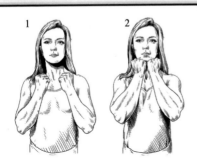

颈部预适应训练（pre-habilitation）可以从站立姿势开始。头置于中立位，看着前方，拳头放在下巴下面（图1），牙齿轻扣，舌尖在牙齿后面顶住上腭。现在，舌头向上顶上腭，颈部前面收缩变硬。这样就能激活颈部屈肌，更加轻松地完成屈膝卷腹。拳头轻轻上推，对抗颈部肌肉用力。不要有动作产生（图2）。

尽量让肌肉参与运动，但不要产生不适和疼痛。逐渐努力，以无痛的方式提高支撑颈部的能力。

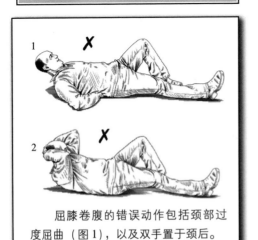

屈膝卷腹的错误动作包括颈部过度屈曲（图1），以及双手置于颈后。

2. 侧桥或侧面平板支撑（Side Bridge or Side Plank）

侧桥练习系列的独特之处在于它们可以刺激到主要的脊柱稳定肌肉。它也是少数能够将腰方肌和腹壁整合在一起工作的练习。它以保护脊柱的方式，使脊柱一侧肌肉保持相对"安静"，另一侧却十分活跃。它也整合了重要的背阔肌。

起始姿势： 如果没有足够的力量，或是无痛时腹壁不能参与，可以采用膝支撑。身体侧卧，用一侧肘、髋和腿的外侧将身体撑起。

动作要领： 采用左侧手支撑，撑起左侧骨盆，将髋部向上推起，直到用左肘和膝将整个身体支撑起来。右手可靠在髋部。进阶的方法包括膝部抬离地面，只用肘和脚作为支撑点，以及改变手臂的位置，向前交叉到对侧肩部。最后，进阶到"滚动侧桥"（rolling side bridge）。

运动处方： 正常呼吸，保持动作10秒。一侧进行3~4次，然后交换到另一侧。无痛的情况下，如果体力允许，可以增加次数，但是第一组不要超过6次，然后休息。第2组重复，练习次数减少2次，休息。第3组重复次数再减少2次。结束。注意使用倒金字塔模式设定组数和次数。随着支撑时间的增加，通过改变侧桥的形式，增加练习的难度，逐渐进阶。当你能够完成肘和脚支撑的完整侧桥时，一侧支撑保持10秒，然后，用肘支撑侧滚成平板支撑（forward plank），脊柱不能扭转，保持 3 秒，然后滚向身体的另外一侧。这样算是完成了 1 次练习。试着完成 6 次。按照倒金字塔模式，第 2 组 4 次，休息；第 3 组 2 次，结束。

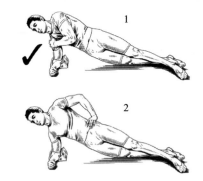

侧桥进阶可以用肘和脚为支撑点，将身体撑起。注意上面的脚放在下面脚的前面。用手抱住肩部三角肌，肘关节拉到胸前。这可以减轻肩部不适（图 1）。可以把手放在腰部，给"桥"增加更多的重量，提高练习难度（图 2）。

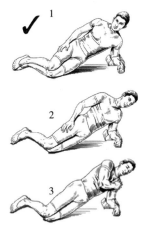

初学者的侧桥。侧躺在地面上，膝和髋微屈（图 1）。不是骨盆抬离地面，而是髋以下蹲的模式伸展（以髋为铰链，将髋推向前面），膝以上部位排列对齐（图 2）。练习时如果肩部不适，可以用"大手"（手指叉开），放在对侧肩部肌肉上，肘关节拉向胸前（图 3）。

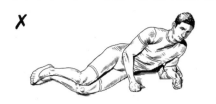

抵抗懒散的休息姿势，不要让脊柱弯曲。在保持无痛休息下，伸直并对齐骨盆和髋。

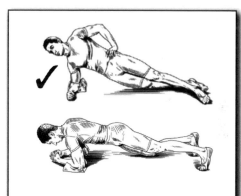

侧桥可以通过"滚动"进阶。躯干收缩变硬，运动只是发生在肩和髋，形成平板支撑后，再滚动到身体另一侧，保持 10 秒。

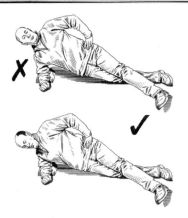

滚动过程中的错误动作包括骨盆首先开始运动，导致脊柱扭转。回到"扭转支撑"姿势来纠正这个错误动作——将胸廓和骨盆锁在一起，使其保持坚硬，背阔肌集中发力，产生身体运动。

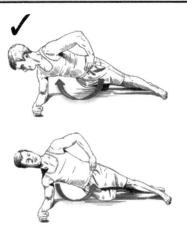

掌握了完美的侧桥，脐部慢慢旋转朝向地面，然后旋转上来朝向侧面和上面。在这个高难度的练习中，腹壁不同的神经肌肉组织（neuromuscular compartments）被激活并受到挑战。要确保运动发生在肩部，不要扭转脊柱。保持躯干整体运动。

治疗性练习（REMEDIAL EXERCISES）

如果地面上的侧桥练习难度太大，或是开始时会诱发疼痛，就采用下面的练习。

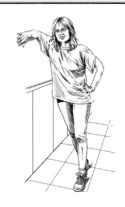

墙面平板支撑（wall plank）：依靠在墙上，外侧腿放在身体前面。活动脊柱和髋，找到无痛的姿势。每次练习保持10秒，组数和次数同地面上的侧桥练习。

肩部受损者的侧桥练习：一些人由于肩部损伤和疼痛不能支撑自己的身体。我有一些患者，他们是美国橄榄球联盟的后卫队员，就属于这一类。肩部不能支撑起身体，不是由于身体弱，而是由于疼痛的存在。虽然下面的练习不如侧桥练习，但是对于那些需要一些基本变化的人来讲值得一试。身体侧躺，腹部收紧变硬，两腿略微抬离地面。

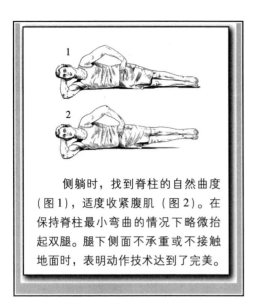

侧躺时，找到脊柱的自然曲度（图1），适度收紧腹肌（图2）。在保持脊柱最小弯曲的情况下略微抬起双腿。腿下侧面不承重或不接触地面时，表明动作技术达到了完美。

3. 鸟狗式（Bird – Dog）

这个练习的目标不仅在腰背部，还有髋伸肌。它也可以教会你如何在脊柱稳定情况下，正确地使用髋和肩。

一项研究显示，采用"鸟狗式"练习可以使脊柱免受高压负荷伤害，保证肌肉活动的稳定模式。它可以刺激胸腰部多个、主要的背肌（竖脊肌、髂肋肌和多裂肌）。这个练习也是帮助患者背痛脱敏的主要贡献者。

起始姿势： 四点支撑时，脊柱处于最具复原能力的位置，轻微屈伸活动。通过活动，腰椎处于无痛的最佳位置。胸椎轻微向上弯曲。屈髋，膝在髋下与地面接触。双手放在肩下。适当收紧腹肌，控制躯干活动，确定活动只发生在髋和肩部。

动作要领： 四点支撑跪着，同时举起对侧手臂和腿。手臂不要高于肩，腿不要高于髋。目标是使肢体与地面平行，保持6~8秒。两组练习之间，沿着地面"扫动"抬起手和膝可以改进"鸟狗式"。这个练习称作"扫地"（sweep the floor），运动中脚和手都不承重。记住，肩和髋运动时，脊柱是固定不动。

练习过程中，握拳上抬手臂，可以强化背部肌肉的收缩。脚跟伸出时保持屈曲（也就是与脚趾所指的方向相反）能更精准地收缩腰肌、臀肌和腘绳肌。这也能降低会导致脊柱扭转的"升髋"（hip hiking）倾向。

那些背部非常脆弱的人群可以采用更加基本的"鸟狗式"。在这种改良的"鸟狗式"中，我们只抬起一只腿，没有手臂的动作。不管你采用什么变种练习，都要强调腹部收紧，以及脊柱的中立位置。

掌握了基本的"保持和扫地"（hold and sweep）模式之后，你就可以进行"划方块"（drawing squares）练习。在"保持"姿势下，拳头从中线向外划出一条直线，注意力集中在手臂外伸上。脚与手的运动模式相同。手（脚）向外远远伸出，向下穿过中线，然后向上回到开始位置。方块的边长不大于1英尺（30厘米）。通过这个简单的握拳运动，上肢伸肌、菱形肌、背阔肌和斜方肌下束的力量能够大大提高。

运动处方：根据倒金字塔模式设定练习的组数或次数。例如练习4次，

右侧每次保持 10 秒，左侧相同。休息
30 秒，然后，每侧练习 3 次，休息，
最后每侧练习 2 次，结束。需要增加
难度时，每组增加 1 次，不要增加 10
秒的保持时间。这样，腰背痛消失之
后，就可以逐渐增加每次的保持时
间了。

"鸟狗式"通常与侧桥具有相同
的组数、次数、休息时间设置。

膝关节受损者的站立"鸟狗式"练习

膝关节骨性关节炎、关节置换术
后或者难以着地的人群，可以采用站
立的"鸟狗式"练习。核心收缩变
硬、肩/髋运动的原则同样适用于这
里。保持时间同样为 10 秒，组数、次
数的规则也同样。

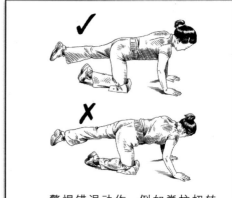

警惕错误动作，例如脊柱扭转，
这将会引起疼痛，阻碍向更具挑战的
水平进阶。

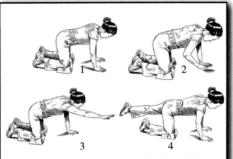

对于多数疼痛者，"鸟狗式"进阶始
于手和膝。努力找到脊柱最佳的位置，
手放在肩下面，膝在髋下面（图 1）。所
有练习都是在无痛情况下完成。一些人
需要从简单地肘弯曲开始，将手抬起
（图 2）。保持 10 秒。然后，伸直手臂
（图 3），然后伸直一侧腿（图 4）。抬起
到感觉有挑战的高度，但是不要出现
疼痛。

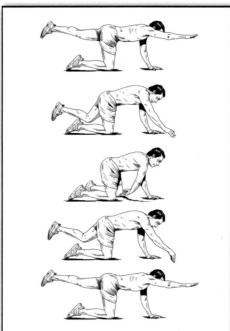

提高难度，通过"扫地"练习减
少下背部肌肉的收缩，避免肌肉挛缩。
每次保持 10 秒，手和膝扫地，动作只
发生在髋和肩。脊柱没有任何动作。

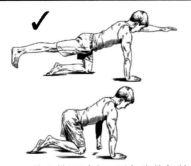

一些人抬腿过高，引起脊柱扭转。不要专注于抬高腿，而是"将脚跟向后蹬出"。你也需要留意腰、臀和腿部肌肉用力过多的情况。

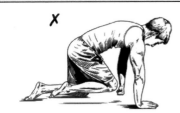

"扫地"动作的缺陷包括脊柱和颈部出现活动。所有运动都应控制在髋和肩部。

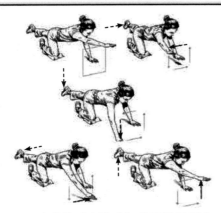

完整的"鸟狗式"练习终于要完成了。接下来可以用手和脚"划方块"——手/脚离开中线，向下，穿过中线，向上。所有运动都发生在肩和髋，脊柱没有任何运动。

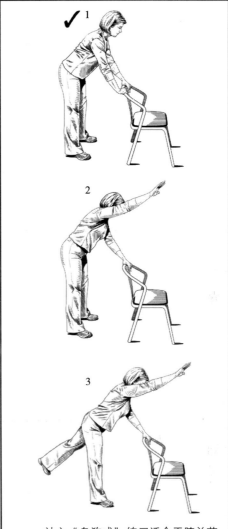

站立"鸟狗式"练习适合于膝关节不能着地者，练习的方法类似（图1）。开始只抬起一只手臂（图2），然后抬起一只腿。最终只有肩和髋部运动，这就是完成了"鸟狗式"练习（图3）。

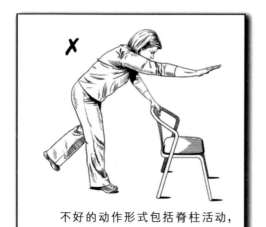

不好的动作形式包括脊柱活动，以及出现松垮姿势。

通过"三大练习"，建立背部平衡

我们通过不同组的人群研究发现，从组数/次数上讲，3项练习之间存在平衡，未来患病的概率就低。例如，如果你能以6-4-2次完成屈膝卷腹，就能以相同的次数，在身体两侧完成侧桥和鸟狗式。你应该以相同数字推进每个练习。

开始训练时，一些人会发现有一项练习存在"短板"。努力恢复3个练习之间的平衡。要进行平衡的组数/次数时，困难在于3个练习的次数要求相等。

润滑关节:猫驼式练习 (Cat/Camel)

现在你已经学会了没得商量的"三大练习"：屈膝卷腹、侧桥和鸟狗式。这些练习的目的是，将脊柱支撑在无痛的位置，提高无痛的活动能力。三个练习都有共同的要求——"避免

脊柱运动!"然而，有些时候人们只想活动脊柱，这种情况有是健康的模式。我们已经发现，以最小的压力完成这种只有脊柱的运动，需要通过另一个练习，它也需要四点支撑，即"猫驼式"。

"猫驼式"是一个活动轻微的练习。注意，这不是拉伸，因此，在活动终末（将一个关节推到其最大舒适极限）不需要再被推动。对身体有益的是控制运动——而不是努力去刺激活动末端。事实上，对一些人来说，运动过程中适当减少活动范围是有益的，这样就不会感觉要接近他们的极限位置。

脊柱曲线下沉，头往上看（猫式），然后到脊柱形成一个圆形的驼峰，头往下看（骆驼式）。反复流畅地进行练习。

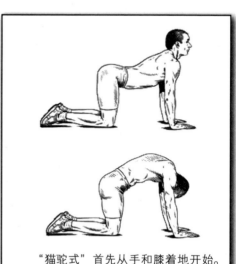

"猫驼式"首先从手和膝着地开始。整个脊柱轻轻地屈曲和伸展，处于无痛的活动范围之内。每个循环持续3~4秒。

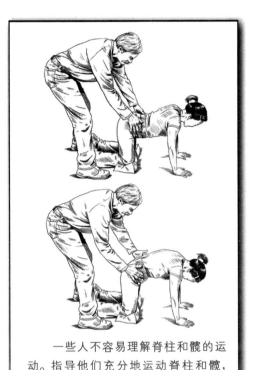

一些人不容易理解脊柱和髋的运动。指导他们充分地运动脊柱和髋，会让他们从中获益。

与所有的练习一样，我们的实验室都要测量患者的脊柱压力。我们发现需要 7~8 个循环的练习，才能减少内部脊柱磨损或运动阻力。不需要更多的练习次数，不然就抵消了练习效果。

需要摒弃的动作练习

毫无疑问，你尝试背部的一些松动和拉伸的练习如果把你治好了，你就不会读这本书来寻求建议了。如果它们不能促进健康的脊柱姿势，以及

我们列出的动作，那就从你的生活中彻底删除它们。正如我们前面讨论过的，"把膝拉近胸前"是第一个要丢掉的！它只是一个具有很短疗效的练习，从长远看它只会更多地伤害你。也要停止仰卧姿势下使任何一侧膝关节向下垂。这些不利的位置使椎间盘和脊柱关节对疼痛更加敏感。尝试只做"猫驼式"，使脊柱进行一些日常的活动，摒弃其他脊柱参与活动的练习。

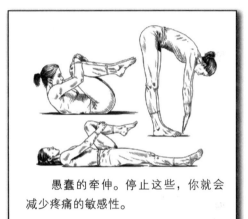

愚蠢的牵伸。停止这些，你就会减少疼痛的敏感性。

不明智的"超人"练习：下面是另外一个常见的会加重腰背痛的练习。"超人"是一个常用的背伸肌的练习，它可以将 6000 牛顿的挤压力（约1300 磅或 600 千克）加在过伸的脊柱上。这对腰背痛患者来讲，是一个设计糟糕的练习。抛弃这个"治疗性练习"，它适合于那些对运动感兴趣、没有疼痛的人群。

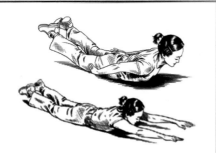

各种类型的"超人"练习都要从减轻疼痛的练习中排除。尽管在一些诊所中还很流行,我们的科学调查已经证实,这些练习使背部扭转成过伸姿势,给脊柱增加了不必要的压迫力负荷。

现在你已经懂得,从疼痛阶段开始进行腰背部练习的流程了,你需要知道另外一个因素——走路。一旦你掌握了健康行走的原则,我们就在第14章把核心的"三大练习"引入实践,形成你自己的训练计划。

第 10 章
行走：
天然背部止痛膏

你可以将行走变成一种治疗

一提到"止痛膏"，我们就会想到涂在身上的蜡膏或乳霜。从嘴唇皲裂到肌肉酸痛这样的小不适，都能用它们来缓解。在我们眼里，这些膏霜每天都能不断使用，以持续提供舒缓作用。针对腰背痛的这种外用药膏是不存在的，但我们每个人都能利用一种极其天然，却又经常被忽略的活动作为自己的腰背部止痛膏，那就是行走。

行走是我们日常生活中最常见、最基本的活动之一。它做起来简单，但对腰背部健康尤为重要。毋庸置疑，走路需要成为你消除腰背痛计划中的必备部分。

科学地讲，每一次迈步，抬腿和摆腿的行为都需要肌肉活动去支撑骨盆，防止骨盆侧倾或脊柱侧弯。每一个步伐都会引起轻微的肌肉收缩，这个过程不断重复，便形成走路模式。很少有哪项运动能够像步行这样练习到脊柱和核心的外侧，并调整髋关节。躯干就是一个能量储存系统，每迈一步，背部的弹性组织就减轻肌肉冲力，为脊柱减负。摆动手臂和加快步速能

进一步辅助这种"减负"作用。躯干肌肉链会将手臂摆动的力传导给髋关节驱动肌。通过这种方式，行走既消除了腰背痛，也锻炼了那些能支撑其他重要活动的主要肌肉链。

读到这里，你们也许会困惑，因为你们发现走路有时会加重疼痛。你们之前可能接受了糟糕的建议：很可能之前有人告知你，缓慢地散步能减轻疼痛。你照做了，却没有任何缓解。这通常是由于走得太慢反而会加重脊柱的静态负荷。肌肉给了脊柱更多的挤压力。不仅如此，行走时的不良姿势只会加重疼痛。所以，我们的计划是先纠正行走姿势，减少疼痛部位的张力，再建立健康的步态模式，以消除疼痛。

与慢走或"商场闲逛"相比，轻快地行走往往可以将行走从致痛因素转化为止痛因子。如果你发现即使快步行走也会疼，要么是你仍处于疼痛敏感度极高的恢复阶段，要么就是你一次性走太多了。这只能说明你需要再等一段时间才可以把这一部分加入你的日常锻炼中。同时，遵从前面章节里列出的流程，你终将会通过快走

缓解疼痛。

慢走的其他负面因素还包括不摆臂的倾向，这会进一步加重静态肌肉痉挛。另一个常见问题是，每走一步，膝关节都会在完全伸直的状态下卡滞。这就移除了无痛步态所需的腿部肌肉的弹簧作用。

我们已经确定较快的步伐是至关重要的，但是其他的姿态因素在完善保健步行时也同样重要。俄罗斯强人（Pavel Tsatsouline）将不同文化背景的人如何行走做了一个有趣的分类。他声称大部分美国人走路的时候都会向下看着地面，导致他们勾着头行走。相反，俄罗斯人通常是挺胸前行。这种姿势自然而然地引发出了摆臂动作。这正是我们的目标！

无痛的行走方式

通过镜子、商店橱窗或是朋友用智能手机给你录的视频来观察一下自己的行走方式吧！你有没有伸下巴、不摆臂或者迈着小碎步？你有没有像美国人那样勾着头？或者你是否像俄罗斯人那样挺胸抬头？认清你现在的走路方式，然后试着做以下纠正（见图示）：

1. 保证能够减轻疼痛的正确站姿。这也能防止背部肌肉的痉挛。

2. 轻轻收紧腹部肌肉。

3. 尝试几次踏步，是有力地、刻意地原地踏步，注意将膝关节抬得稍高于平常行步时的状态。

4. 开始行走，用肩部而非肘部摆臂。（回顾第8章步行图）

5. 扩大步伐，加快步速，往前走，直到你建立起一种"真正意义的"步态。就像你真的要去哪儿一样行走。

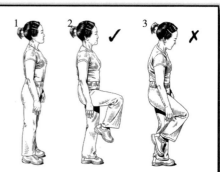

首先，根据前面章节里提到的纠正方式让自己站得"挺拔"（图1）。站立、平衡和行走的能力都是基于单腿站立的能力。身体开始站直。绷紧躯干，只用髋关节来抬起一条腿。脊柱不要有任何移动（图2）。不良姿势包括脊柱移动、无法平衡、髋向抬腿侧倾斜，以及骨盆侧移（图3）。纠正策略可包括足部抓地，以及进一步收紧躯干。

如何制订无痛的行走计划？

有些疼痛敏感度高的人，一开始需要进行短促但频繁的行走训练。比方说，如果你走了10步就开始疼痛，那每小时整点的时候走4~8步才是更合理的康复计划。你现在还没有与专业人士抗衡的无痛能力——每个活动都会令你陷入疼痛。你的目标是靠自己的锻炼增加自己的无痛活动能力，同时增加你无痛活动基础上的工作量。

间歇训练的基本原理在这儿：每次训练都要慢慢地、有序地增加对疼痛的耐受性。通过每小时的走路训练，你的无痛步数将会增加。随着你的进步，每组运动的组间间隔也会增加。缓慢、有序地进行，你终将实现最终目标，也就是每次走半小时，每天走3次，分别在早餐前、中午和晚饭后走。

在你持续延长步行时间的这段时期里，小憩一下可能会让你受益。小憩指的是步行过程中稍微停顿休息，并且调整一下自己的姿势。事实上，人们疲劳时经常会丧失良好的走路姿势。如果感觉马上要疼了，赶快停下来。用你在第8章中学到的方法，把腰椎和髋关节调整到无痛的姿势。临床医生称其为"弹性平衡"，你可以叫它"最佳位置"姿势。在公园停下脚步和人闲谈的时候，就能在长椅上完成这个。现在继续走路，享受放松感吧！我们在第14章关于椎管狭窄康复中，还会详细讨论这种脊柱保护的概念。

这一步成功了，你就可以顺利晋级，享受更长时间的步行了。这时候，你不仅成功地增加了走路灵活性，进行其他有趣活动的能力也提高了！

执行行走计划

一旦一天3次、每次30分钟的行走处方对你奏效，那就尝试走得更久吧！注意第二天的感觉如何，因为你的身体会告诉你，你是否为这一步做好了准备。一旦你经历了几个无痛周，还能走更久，就可以去尝试较短而平缓的慢跑。如果感觉还不错，就继续慢跑3天，然后休息5天。之后，你可以继续行走，但是先暂停慢跑。值得说明的是，慢跑对于背部健康并不是必要的。我只是对那些把慢跑设为目标，并且想恢复慢跑的人简单提一下。其中的诀窍就是要刺激软组织的重塑和愈合，同时不要让累积创伤的跑步出现在愈合之前。如果你想让慢跑成为更持久的计划，那么每2~3周之后要休息1周。这是取得长远成功的关键。

在斜坡上来回走有好处也有坏处。走路活动最终需要囊括爬坡，从倾斜度小的斜坡开始。然后尝试倒走上坡，注意一定要用膝来伸和推。试着抬起双手，使你的行走姿势更挺直、后倾。你会感觉腿部得到了锻炼，感觉自己做了好的尝试。

现在你明白了，就像腰背痛患者所需的其他练习一样，行走要缓慢开始，然后每天逐渐挑战更高的水平。当你开始感到疼痛的时候，不要扛过去，而是需要停下来，从明天起为自己设立更小的每日目标。没错，这需要耐心，心急吃不了热豆腐。

第11章
核心训练计划

现在你已经有了技巧和指导，可以来创建自己的日常训练计划了。对于只想无痛的生活、维持适度能力的人来说，这已经足够了。把这些动作安排在日程计划中，你就会获益匪浅。

记住，如果不良的运动习惯仍然主导着你的生活，任何运动计划都不起作用。所以，每一天都要利用脊柱保健的方式来排除（疼痛的）诱因，例如适用于所有运动的"动作工具"。

理性、积极的患者会从"三大练习"（the big 3）那一章的康复运动开始进行柔和的训练。先尝试几次重复动作，等到第二天观察身体是否能够耐受。只要你有所进步，就可以在每周的训练里缓慢的增加动作的重复次数。对于耐受力差，或者低强度运动下即有引发疼痛趋势的人来说，可以回顾一下、将一天的训练拆分为几个部分的方法，每次只进行几次重复动作。更加健壮的人可以每天坚持一次更严格的训练。随着训练程度的推进，可以增加每个动作的重复次数。

坚持 4~6 周之后，一般人能完成的动作如下所示。

1. **猫驼式**：缓慢地重复 8 次，休息，再做 8 次。

2. **鸟狗式**：右臂与左腿伸展，保持 10 秒钟，重复 6 次，每次动作之间穿插从地面扫过的动作。换对侧手臂和腿，重复同样的动作。休息 30 秒。下一组，每个动作重复次数减少 2 次。也就是左右各重复 4 次。休息。然后再左右各做 2 次。完成。

3. **卷腹**：每次动作保持 10 秒，重复 6 次。休息 30 秒。再重复 4 次。休息。重复 2 次。完成。

4. **侧桥**：右侧支撑保持 10 秒，重复 6 次，左侧支撑重复 6 次。休息 30 秒。然后左右各做 4 次。休息。左右各做 2 次。完成。

5. **行走**：上班前行走 30 分钟，午休时 20 分钟，然后晚饭后 30 分钟。

如果你恢复得比较慢，不要担心。无论如何，你在减轻疼痛方面应该有了积极的发展趋势。可以用附录中的工作手册来帮助你创建和记录运动计划。这样有助于提示你所做的运动是在进步还是退步，以确保症状有所减退。

如果你感觉需要更多的挑战，将每组动作的重复次数增加 1 次，不要增加每次动作所保持的时间。这种策略能够减少腰背部肌肉的痉挛，同时加强耐力。永远不要为了多做几组而牺牲良好的训练方式。

随着计划的进展，你会自然而然地感觉到髋关节运动幅度增加了。许多人反映，晚上不再疼痛，睡得更香了。坚持之前制订的计划来维持脊柱保健、再次享受无痛的生活吧！准备向你的朋友、家人和同事解释你如何成为自己的腰背维修师，并治愈了腰背部疼痛！他们都会好奇，你现在的神情、动作和走路为什么如此不同！

帮助成千上万人摆脱了腰背痛的计划，就是如此了。有些人也许需要更加努力。你可能有些特殊的、罕见的情况需要一些额外的努力。此外，还有些人想要获得更高级别的无痛运动能力。这些人就需要继续阅读本书了。

第 12 章
重建髋关节

腰背痛或者髋关节疼痛，会抑制臀部肌肉，进一步加剧腰背部或髋关节疼痛。然而，腰背部疼痛仍然存在时，过早地试图解决髋关节问题可能会让你受挫，并带来更多的痛苦。在此特别重申，训练时不要过早的牵拉髋关节或者腘绳肌。应让疼痛的敏感性"冷静"一下。当你解决了腰背部疼痛，并且恢复了一定的负重和活动能力，就可以开始重建髋关节功能了。这包括松动髋关节来加强运动控制，以及重建健康的激活模式。

髋关节松动

僵硬的髋关节会使更多活动转向脊柱，这正是我们想要避免的。对于髋关节炎患者而言，想要在不触发疼痛的情况下增加活动度十分困难。但是对其他人来说，按下面的计划来训练就可以达成。当然，要记住髋关节能达到的活动度是受解剖结构控制的。无论你和其他人能不能达到相同的活动度，都没关系。一个称职的临床医生可以帮你找到髋关节僵硬的原因：并给予指导。他们可以告知你的关节活动度，并找出关节僵硬的原因，到底是因为关节囊、髋臼和关节窝的形状，过于紧张敏感的神经，还是肌肉的缘故。

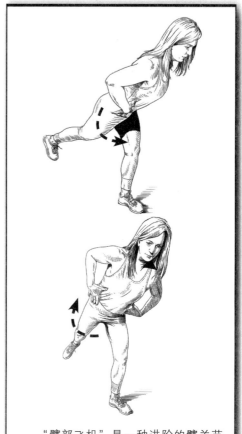

"髋部飞机"是一种进阶的髋关节活动策略，它运用了一种基本的运动模式——髋外旋。髋部飞机对于增加髋活动度效果奇佳，适用于髋部无疼痛的腰背痛患者。将拇指放在肋骨，指尖放在骨盆的髂嵴上来确保脊柱没有活动——所有活动都由髋关节完成。用深蹲中学到的足抓地技术来促进平衡。

臀肌，但它也有助于强化或收紧自髋关节前方延伸至脊柱侧面的腰大肌。我们首先来处理腰痛对腰大肌产生的影响。如果你有骨盆环疏松的症状，可能是做了过多的弓箭步造成的。鉴于你的病史，这项运动不适合你，请尽量避免。

别忘了，腰背部疼痛经常会导致臀肌抑制后遗症。现在我们可以将臀肌重新整合到运动模式中。我们所知的达到这一目标的最有效运动就是贝壳式运动和腰桥。但一定要注意技巧。

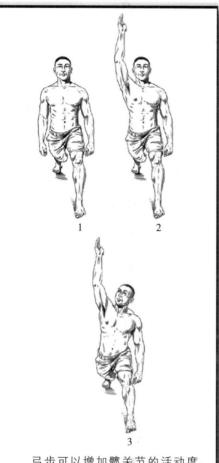

弓步可以增加髋关节的活动度。取弓步姿势（图1）。将伸髋侧的手举过头顶，同时弓步下蹲（图2）。躯干向伸髋侧对侧微屈，肩部后撤以更好地对线，牵拉腰大肌（图3）。以弓步大步迈腿前行，每次交替换腿，手臂交替上举来完成此运动。这便是"弓步行走"。目标是弓步走达到6步。

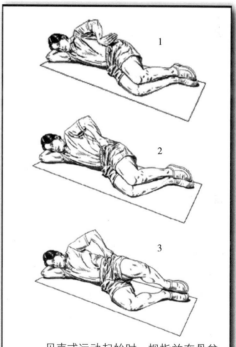

贝壳式运动起始时，拇指放在骨盆的髂前上棘（髂嵴正中外侧的骨性突起）（图1）。这样手指便指向了臀中肌（图2）。现在当你像贝壳一样打开膝关节时，你会感觉到臀肌的收缩（图3）。将注意力集中于肌肉的收缩，并学会随意控制收缩的技巧。不要让脊柱扭转。

其中大部分都无法通过牵拉来降低疼痛敏感度或促进运动。"髋部飞机"是一种非常棒的灵活性训练。（不要将它等同于牵拉。）

尽管腰部疼痛会抑制髋关节后部的

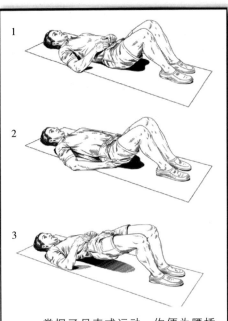

　　掌握了贝壳式运动，你便为腰桥动作做好了准备。首先要学会通过夹紧臀部来达到只收缩臀大肌的目的。①脊柱部位尤其不可以观察到运动。你可以用手感受肌肉的收缩。②然后通过集中精力于臀大肌的收缩，且只让臀大肌收缩。③加强臀肌收缩使骨盆上抬，腘绳肌应无收缩。要做到这点你可能需要指导——治疗师可参照其他关于治疗性练习的 DVD 内容并遵循里面的教练提示来进行指导。

　　有些读者想要往前走的更多。除了本书，我还在《脊柱终极健康与运动表现》一书中展示了更多髋关节练习，以解决这个问题。

　　缓解由髋关节本身引发的疼痛问题需要更复杂的方式，这超出本书的讨论范畴。你应当找个好的临床医生看看。但简而言之，当髋关节运动到接近目前活动度的终末端时，施加柔和的关节牵引往往是行之有效的。如果是技术熟练的治疗师来操作，柔和的牵引可以增加髋关节的活动度。

维持深蹲功能及髋关节灵活性

　　有人说儿童具有深蹲的能力，成人之后失去这个能力便属于一种功能障碍。这一说法被用来解释我们为何要进行杠铃及哑铃的深蹲训练。这在很多层面来讲都有问题，尤其对于腰背痛的人来说。儿童并不是迷你版的成人，他们的腿不成比例的短。所以从力学角度讲，他们更有优势，能蹲的更深。他们还在子宫里时，髋和膝关节便屈曲成深蹲的姿势。但当他们逐渐长大成人，他们的髋关节窝变得更深，为直立状态下的承重提供稳定性。这就引起了大腿骨（股骨）与髋关节窝前侧（髋臼和髋关节唇）的撞击。有些髋关节疼痛的人之前可能被诊断为股骨前侧撞击综合征，也许就是由于采纳了深蹲的训练建议。并没有证据表明在私人教练指导下进行杠铃深蹲，比只负担体重的情况下深蹲能更好地维持深蹲功能。一些非西方文化中的知识让我们知道，每天一次自然体重深蹲就可以帮我们保持深蹲能力。而且，对于既有腰背痛又有髋部疼痛的人，用这种方式每天只蹲一次并不会加剧疼痛的状况。

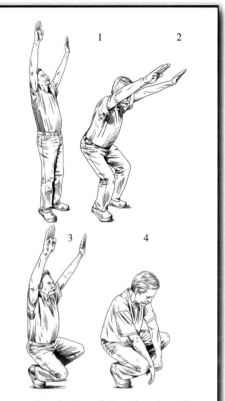

为了保持深蹲的能力，每天做一次以下练习：双臂上举过头顶做脊柱伸展（图1），髋部折叠下蹲（图2）。慢慢蹲得更深（图3），然后把双臂放下降低张力，并休息一会（图4）。站起来时，倒着进行。

以下是如何进行自重深蹲练习的方法。

1. 站直，双脚打开，宽度以能够找到髋关节窝最浅处为准（回顾第6章找到这个姿势的测试）。

2. 往下蹲，尽量保持脊柱曲度的中立。

3. 蹲到底，并尝试完全放松。去除腿部、髋部和骨盆的一切张力。

4. 再重建张力，开始往上站起，把髋向回拉逐渐到游击手半蹲，随着髋进一步向前最后身体直立，结束。

第 13 章
下一训练阶段：
重获积极的生活方式

对于重获健康而言，是时候来检视彻底康复的步骤了。有些人对于目前的成果已经很满意了，因为疼痛已经有所减轻。继续进行"三大练习"，每天坚持脊柱锻炼。然而要记住，你并不是无坚不摧。如果恢复以前的运动模式，并且停止每天例行的锻炼，你有可能功亏一篑。所以要保持自律，坚持你正在做的努力。如果你已经满意现状了，那就请跳过本章节。

还有一些人会怀念跟孩子一起玩篮球，跟爱人一起跳舞，或者和朋友一起骑车的时光。如果你真的想要提高运动能力，我推荐你读一读我的另一本书《脊柱终极健康与运动表现》。但是目前，这一章可以为你简短的介绍如何通过动作模式加强力量，并提升损伤后的恢复能力。记住：保证动作的原汁原味，不要为了提升或延长运动表现而牺牲良好的姿势。

抗阻训练

为了运动表现和损伤恢复而训练力量，需要坚持抗阻训练计划。如果做得规范，抗阻训练对于有疼痛史的人来说很有帮助——技巧是关键。不幸的是，很多患者要么接受了错误的抗阻训练，要么被授以错误的技巧，要么被要求遵循千篇一律的、不考虑个人病史特殊性的康复计划。

并非所有的进阶抗阻训练都是一样的。我在这里以及我们发表的研究论文中都已经证明过了。举个例子，任何类型的负重单臂拉绳索都会对脊柱施加过度的扭曲负荷。鉴于肌肉用来支撑扭曲的方式，脊柱的垂直负荷比侧向（冠状面）传导力或前后向传导力（如俯卧撑）大很多。一定要从矢状面前后向的抗阻练习开始做。如果耐受良好，再引入额状面的练习。最后，如果能耐受的话，再加上抗扭转力的挑战。应注意练习中脊柱并没有扭转（运动中产生扭转力矩），但目的是防止扭转并保持脊柱的中立位置。

增加阻力

理想状态下，抗阻训练包括选择正确的阻力负荷。可惜的是，能为有腰背痛问题的人开出合适的抗阻运动处方，并且能准确阐述运动要领的人，十分少见。记住，你通常就是自己最好的教练。一定要遵从这些关键原则：

• 永远不要为了举起或移动更大的负

118　　　腰背维修师：医生没有告诉你的脊柱保健秘诀

荷而牺牲良好的训练模式。

- 只有当你的脊柱处于能够维持的中立位时，才可以增加负荷。

将训练按照动作模式来分解，而不是按照特定身体部位

抗阻训练的概念已经被健美教练和那些只为外形而训练的人绑架了。听从他们的建议有可能抹杀你的进步，并把你打回每天都疼的地步。忘了那些单独训练肱二头肌、胸肌或者腿部肌肉的"锻炼"吧。取而代之以精确的运动模式，以及那些既能保护关节又能提供强度的练习。你需要重点练习的四个主要的阻力类别是推、拉、举和扛。后面再详细介绍。

> **患者档案**：最近一个案例是一位来就诊的前举重世界冠军，他连弯腰都会痛——这可是一个能够负荷将近半吨重量进行蹲起的人！来训练还不到 15 分钟，他就重新发现运用纠正了的运动模式配合适度地绷紧躯干肌肉，他能重新无痛地从地板上抬起 200 磅（约 90 千克）的重量。这种能力一直在他体内，只是疼痛改变了他的动作模式和肌肉激活方式。

力量、耐力和能量提升的模式

运动能力比竞赛更重要。也就是说，强化健身不该专属于奥运金牌追逐者。同样的运动水平能让一个水管工无痛地捱过辛苦劳累的一天，或者帮助一位忙碌的母亲成为多面手，在房子里忙前忙后洗熨衣服，把孩子打扮整齐并在下午 6：30 之前送去踢足球。对于我们而言，运动能力源于能有力且无痛地推拉。它源于关节保护、髋部发力去搬运重物的能力。它体现在防止扭伤模式所需的巨大努力中，比如打开一扇沉重的大门时，力能够以一种绝不引起疼痛的方式通过身体的连接部位。运动能力是搬运重物、走路、跑步、转弯急停、弓步，以及回复原位的基础。在失足一滑之际，它可以帮你快速合理地做出反应，重建平衡，避免跌倒。这些都是你易于理解的。下面是一些通过动作模式训练增加运动能力的想法，其中包括一些针对髋部的模式。请根据第 11 章里我们所熟悉的递减式金字塔的方式来构建训练组数和每组重复次数。

这时候，你在日常活动中应该相对没有疼痛了。我会介绍一种简单的推拉练习，可以添加到你的常规训练中。现在就尝试加入这两种练习。还是那句话，其他所有动作模式的进阶版本在我的《脊柱终极健康与运动表现》一书中都有详细说明。

推的练习

许多核心训练都可以算作推的类别。"搅和"练习训练到整个身体前侧部分，

也就是我们所说的"前链"。俯卧撑对整个前链而言是另一种不可思议的挑战。为了更好地整合髋关节，我们可以对经典俯卧撑进行多种改良。

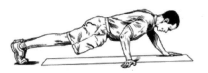

高级稳定型俯卧撑。注意一定要严格保持这个姿势——身体呈一条直线，脊柱不要下沉至伸展位，髋关节不要抬高至屈曲位。

练习刚开始时手可以保持正常对线，然后推进到"两手错开"位，也就是说一只手伸出至体侧，另一只手前伸至肩关节垂线的正前方。这样就对躯干保持良好的对线增加了难度。需注意允许身体弯曲是错误的姿势。

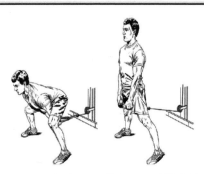

运用绳索器可进行另一种推力练习，通过绷紧核心来整合髋关节的铰链功能，帮助抬起和移动大型物品。尝试在绳索器上加载20磅（9千克）重量，重块放在最低位置。试着重复8次动作，保持良好姿势，然后第二组6次，第三组4次。如果能够完美地保持姿势，你可以继续增加重量。

拉的练习

推的练习要和拉的练习相互平衡——每做一次推，就要尝试完成一次拉。引体向上是俯卧撑理想的对立练习，因为它能很好地挑战后链，也就是背部的肌肉。利用悬吊带开始拉的练习再好不过了，很多厂家都有这种产品。

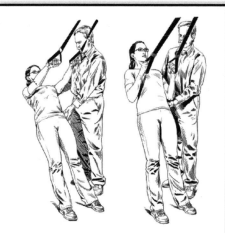

站立位拉力绳练习有很多的构成要点。前臂旋前（掌心向下）抓住把手，用力抓握。臀肌收缩。背阔肌向内向下拉肩胛骨。确保脊柱的姿势能够让脊柱曲度保持在中立状态。遵守这个原则来保证背部不出现疼痛。现在前臂往回拉保证动作只发生在前臂/肩部。排除任何细微的脊柱动作。绷紧全身，感觉比实际需要更加费力地向回拉。注意往回拉靠近胸部的时候，手臂旋转使手成竖起的拳头状，以减少肩肘关节的负荷。练习组数/次数与推的练习中保持一致。

当今社会，很多人的手已经失去了良好的运动功能。我们在操作计算机以及涉及抓握小把手的抗阻练习上花了太多时间。用强有力的双手掌控物体才能最终保护脊柱。为了对抗这种趋势，平衡抓握和控制物体的能力，我们通常要开始拉软管或绳索的进阶练习。这也可以作为有氧训练的完美开端。

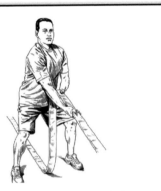

拉消防软管或者拉绳子包括双手交替地往回拉。良好的姿态要求像坐椅子一样向后坐。保持脊柱曲度的中立。这里非常重要的一点是要避免躯干的扭转——相反要由骨盆绕髋关节旋转来保护脊椎。软管要一小段一小段地径直朝肚脐方向拉——不要太贪心一次拉入太多软管，这样会引起脊柱的扭转。这是有氧训练的完美开端。

小结

现在你学到了一些能够帮助你强化运动能力、距离参与你热爱的活动更进一步的练习。随着练习，下定决心并坚持适当的姿态，你会获得力量、恢复能力和对伤病的抵抗能力。

还是那句话，本书关于高级运动练习的部分写得较为简短。对于有腰背痛史的患者来说，需要具备专业知识，建立正确的推进方式以保证成功恢复运动能力。冒着被认为啰唆的危险，我建议读者参考我的另一本《脊柱终极健康与运动表现》（www.backfitpro.com）获取更全面的指导来加强运动能力，管理以往的腰背部疼痛。

第 4 部分
为了最佳表现校准机器

第 14 章
特殊情况：
坐骨神经痛、 脊柱后凸、 脊柱侧凸、
椎管狭窄、 超重及其他

读这本书之前，有些读者已经拿到了医生开具的疼痛诊断。读到这个阶段，你的自我评估应该可以确定或者推翻医生的诊断。正如前文所讨论的，给你的腰背部状况贴个标签，还不如识别激惹疼痛的动作、姿势和负荷更有帮助。也就是说，从那些被"冠名"的情况中恢复，需要考虑一些特殊的情况。如果你属于这些独特类别的背痛，这里的一些方法通常会有帮助。再次提醒，你的全科医生可能不太熟悉这本书中的方法，所以请把我的建议拿给他们看。要确保你现在没有其他妨碍进行这些练习的疾病。

坐骨神经痛

坐骨神经痛是指坐骨神经沿线任何部位的疼痛。这条神经从最后两节腰椎出发，穿过臀部和髋关节后侧，下行至大腿后侧和小腿前外侧，最终到达足部和脚趾。

有趣的是，如果你经历过坐骨神经引起的脚趾疼痛，就能够在神经走行的路线上定位故障所在。大脚趾疼痛表明第 5 腰椎（L5）神经根的刺激，而 4 个小脚趾的刺激征则提示第 4 腰椎（L4）神经根病变。我有过一些足部疼痛非常严重的患者，甚至到了医生建议截肢的地步。他们的疼痛完全出于坐骨神经受到腰椎的挤压。事实上，尽管疼痛可能发生在神经走行的任何一个部位，其根源却可以追溯到腰椎处出现了神经挤压或者受压。

神经激惹的原因可以有很多种。挤压有可能与突出的椎间盘组织有关，也可以是由于骨骼的炎症，或者因为炎症而增厚的韧带，抑或之前损伤遗留的问题及过度使用造成的关节囊病变。在全面的临床检查中区分出这些是很重要的，因为它有助于完善治疗。

与所有成功的治疗一样，**关键是要去除病因，而不仅仅是治疗症状**。如果椎间盘组织是嫌疑犯，那么尝试用你在评估那章学到的姿势来减轻和消除疼痛。实践脊柱保健策略通常可以使造成神经激惹的椎间盘组织成功缩小。长时间保持坐位通常会增加各

种形式的腿疼，所以要不断变换姿势。搬重物也容易出现问题，因为这会进一步刺激本已敏感的神经。通常，可耐受的间歇性行走练习可以缓解坐骨神经引起的疼痛。重要的是，要避免久坐以及反复的脊柱屈曲和牵拉。牵拉疼痛的坐骨神经只会让它更加敏感。然而，**很多人错误地认为牵拉腘绳肌能解决问题**。

慢性坐骨神经痛的另一个原因是随年龄增长而发生的关节炎性变化。即使我们慢慢变老，骨骼也会继续生长。随着骨骼的增生，它们会侵蚀本属于神经根的正常空间。对于这种类型的坐骨神经痛而言，疼痛常会因运动（有时甚至步行也会）加剧。而像躺在松软的床上这样看似无害的动作也会加剧疼痛，因为它使脊柱失去自然的曲度。**关键是要重新建立并保持你的"中立姿势"**。在接诊时，我通常用"改良式步行"进行治疗。我坚持第10章中介绍过的、基于无痛间歇练习的正确行走方式。我们将痛苦的行走变为治疗。从一个减轻牵拉症状的姿势开始，例如俯卧位静静趴几分钟。然后开始行走，直到牵拉症状出现。现在你需要把脊柱恢复到无痛状态。尝试"墙上行走"或者用公园的长椅给脊柱减压。一旦疼痛减轻，尝试另一轮行走，循环进行。这个技巧通常可以减轻坐骨神经症状并恢复无痛的健康状态。

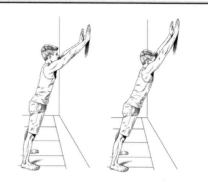

墙上行走：另一个恢复技术是手臂行走或墙上行走。开始时，双手一上一下摆放，并真正地用手向上走。让髋关节移向墙壁，我们可以得到想要的正直姿势。

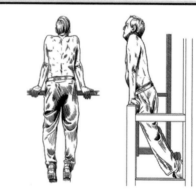

行走开始，一旦不适发生，你就去找一个固定安放的公园长椅，或者结实的栏杆，这样你可以进行固定间歇练习这个姿势。掌根向下压，通过手臂顶起身体重量。保持手臂紧紧贴着躯干，将身体重量传递至手臂。试着将髋关节向前顶，以伸展脊柱。这个减压姿势只要舒服就可以继续保持，但是不要超过一分钟。理想状态下，牵拉征在这个时候会有所减轻，甚至消除。现在重复行走，直到下一次疼痛出现。每天重复训练并逐渐加入更多间歇组。这个技术可以通过累积的间歇练习帮你找回无痛的行走方式。

与传统牵拉不同的是，在处理坐骨神经痛时，我们要在不牵拉或者不增加神经张力的情况下移动神经。这样可以降低神经的敏感度。你的目的是采用无刺激的运动模式来增强它们持续滑动的能力。在这个意义上，有益的"滑动"坐骨神经以治疗坐骨神经痛，与肌腱炎的治疗正好相反，因为活动的增多会增强炎症反应，使肌腱受限更为严重。这就是我们创造的术语"神经滑动"的重要基础。牙线用于牙齿之间滑动可以清除残渣，为齿缝创造更多的空间。牙线在清洁的牙齿中滑动更加自由，摩擦力更小。机制稍有不同的是，坐骨神经在身体的神经孔道内进行"滑动"，可以降低它对刺激和疼痛的敏感性。随着神经持续滑动，摩擦力越来越小，疼痛的阈值越来越高，这就使更多的活动能够无痛进行。神经滑动帮助很多人减轻和消除了坐骨神经痛引起的臀部和腿部的放射痛。

神经滑动练习

你的目的是以鼓励神经滑动的方式去训练、练习和运动，不要让神经绷紧，这会造成进一步的激惹。与牵拉相反，这个策略会镇定神经。目的是从一端牵拉神经，从另一端释放。然后每个动作周期颠倒一次顺序。

摸老虎尾巴

注意： 你是真的在摸老虎尾巴，所以很可能被咬，加剧症状。滑动能治疗也能引起疼痛。第一天尝试每侧滑动 10 次。观察第二天感觉如何。如果放射症状加剧，立即停止。1 周后再尝试。不过这次尝试先俯卧 3 分钟左右，再做下面简介的这种技术。如果疼痛同样增加，这个方法可能不适合你。如果你的症状没改变或者改善了，继续滑动。随着时间推移，滑动可以降低敏感性，你可能在几天或几个月内感觉到缓解。

技巧： 练习从坐在桌子上开始，确保你的腿可以在桌子下面随意摆动而不碰到地板。仰头向上看，同时一侧膝关节向前伸直，足部和脚趾向上翘（勾脚）。这个动作要流畅地进行。反方向重复练习：脖子屈曲，膝、踝和足趾也屈曲。一个完整的周期（一次向前一次向后）只需要 3~4 秒。脖子和腿的动作需要协调。想象这个画面：坐骨神经像一条单绳穿过你的头冠部，直到你的脚趾末端。通过前后向操控这些终末端，你可以让神经在它的凹槽里轻轻地移动，自然而然地降低张力。

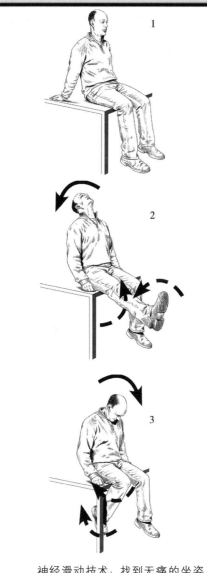

神经滑动技术：找到无痛的坐姿，打开髋关节，确定脊柱中立位。坐在一个有足够空间自由摆腿的地方（图1）。为了滑动受激惹的神经，同时伸膝伸脖子，创造流畅协调的动作。同时踝背屈（勾脚）（图2）。然后用协调的方式进行相反的动作，即屈颈屈膝足跖屈。每侧腿重复十个循环（图3）。

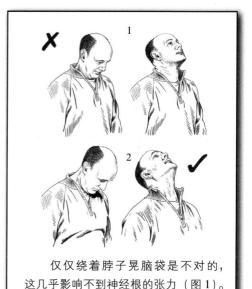

仅仅绕着脖子晃脑袋是不对的，这几乎影响不到神经根的张力（图1）。最好是前屈、后伸颈部（图2）。

具体细节：对某些人来说，短短三四天的神经滑动练习就能安抚并减轻坐骨神经的放射痛。而对于另一些人，产生足够的积极效果可能需要几周。这里有一些小要点，可以提高神经滑动练习的功效：首先，努力减少任何刺激神经根的因素。例如，如果你能够确定疼痛来源于椎间盘突出，那么先采取减少突出物大小的姿势，再进行滑动训练。让脊柱做好神经滑动练习的准备，最佳方式就是进行缓解练习：俯卧位，手垫着下巴，趴3分钟。如果这有助于减轻你的坐骨神经症状，就在神经滑动练习前进行这种练习。如果你的症状在早晨起床后最剧烈，那么晚一些的时间再练。如果越晚你的症状越剧烈，那么就早点开始练习。

椎管狭窄

我们已经简要介绍过椎管狭窄，但是让我们再仔细看看这个常见的情况吧！随着年龄的增长，很多人，特别是那些生活中需要大量脊柱运动的人（管道工、业余足球和壁球运动员等），更容易发展出脊椎关节炎。骨的这种增生过程会使脊髓和神经根走行的孔道变窄。最终导致的情况就叫"椎管狭窄"，就是"变窄"的意思。患椎管狭窄的人丧失了长距离行走而不出现腰腿痛的能力。他们的活动能力持续下降，整体的健康水平也随之下降。

很多椎管狭窄的患者发现短时间的牵引能够缓解症状。换句话说，以减压的方式将脊柱从一端拉向另一有益于椎管狭窄的患者。事实证明，牵引疗法只有在这组腰背痛患者中才是广泛有效的。

在疼痛症状出现之前，椎管狭窄患者通常还是能持续走几分钟的。更长时间的站立或行走一般会引起疼痛和（或）无力。很多治疗师会教患者如何保持脊柱的屈曲位。对于不适合这种方法的人，我们让他们做相反的动作，结果也非常成功。在日常活动中增加屈曲通常适得其反，因为这样会增加脊柱的负荷，而不是减少。你现在已经了解，为什么椎管狭窄的人会不知道用什么方法了。我们会教他们脊柱伸展练习和纠正性的间歇步行方案，配合雷打不动的"三大练习"和脊柱保健策略。

拱起的上背部（脊柱后凸）：增加灵活性并纠正曲度

有些综合征与背部拱起，即胸椎过度后凸（驼背）有关。随着年龄增长，这种情况越来越普遍。更容易出现脊柱后凸畸形的人群，还包括曾经的业余跑步者和习惯性姿势不良的年轻人。这和他们经常用手机发短信、长时间坐在电脑前，或者常常在大腿上使用笔记本有关。这种姿势综合征会过度激活背部肌肉，从而导致痉挛。它还牺牲了肩关节在高举、投掷和游泳任务中的动作效率。这里有一种基本的牵拉方式来纠正这种综合征，以及相关的肩背部疼痛。但你需要别人来辅助完成这个动作。

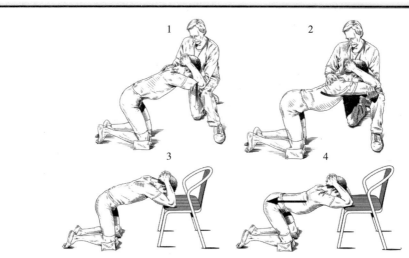

辅助式胸椎伸展牵拉：起始时跪位，将肘部放在医生（或者辅助者）的大腿上。十指交叉将手放在头后面，牵拉的重心集中在胸椎。在这个姿势下停顿一会，确保不会诱发疼痛。然后开始用肘部以大概5磅（2千克多一点）的力向下压辅助者。用力保持10秒钟（图1）。然后放松。同时辅助者向前拉患者肘部，使胸椎伸展（图2）。可以重复三次，直到产生"释放感"并且胸椎有明显的（且无痛的）伸展为止。

熟练之后，你可以利用椅子做类似练习（图3）。与之前用力10秒后由辅助者向前拉患者的肘部不同，这里你需要将臀部向脚的方向后撤，使胸椎伸展（图4）。

在最轻微的症状下恢复和保持步行能力，是最重要的。试一下在公园中借助长凳进行步行训练的方法，我们之前在坐骨神经痛那部分描述过。在步行训练中，加入长凳减压式牵拉以及墙上行走的训练，以累积更长时间的无痛步态。

就像我们所有的方法一样，如果你的疼痛加重了就要停下。等你熟练了，就可以自己利用凳子来完成。

每天重复这项练习可以帮你恢复脊柱上部的自然长度，并且有助于缓解与脊柱后凸有关的任何疼痛。

后背中段的疼痛以及过度挺胸的模式

背部中段的疼痛通常与脊柱中间部的"折叠"有关。也就是说这类患者运动和弯腰通常集中于胸廓底部区域的脊柱。那些以胸腔挺起作为"准备"姿势的人〔在我的实验室（诊所），他们被称为"扑克胸"〕通常会抱怨背部中段疼痛。这种类型的疼痛只是脊柱这一节段过度使用的症状，**通常只需要纠正习惯性的姿势以及过度使用脊柱中段的运动，就可以轻松实现缓解。**

怎么才能知道你的疼痛是不是过度挺胸造成的？回顾第2章诊断性练习中检测是否"坐的正直"的内容。如果从松散的坐姿变为挺直的坐姿时只有胸廓产生了运动，那你可能就是一个"扑克胸"。（回顾第6章）如果听起来跟你很像，那么做"李维特"练习可能会有益于你。该练习以捷克神经学家卡罗尔·李维特（Karel Lewit）博士的名字命名，因为是他的想法给了我灵感。

李维特练习：新手可能更希望和熟练的医生配合做这种练习，但一定要带上这本书，因为医生不一定熟悉这个纠正性技术。我们的目的是要使脊柱良好对线，避免下拉胸部，那样会产生压力。想象以钩状姿势躺在地板上，仰面向上，腿抬离地面，膝关节屈曲90度，以骶骨或尾骨为轴轻轻地前后摇晃，将脊柱放松至中立位。手放平，掌心朝下。如果不确定脊柱是否处在中立位，可以将手垫在腰下面。正常呼吸，注意你每次呼气和吸气时肺部的容量。这叫"潮式呼吸"，即每次呼吸之后有一次高潮和一次低潮。练习从低潮开始。嘴唇缩紧就像从吸管里吹气那样——我们希望增加气流阻力。试着将气体全部从肺内呼出。如果操作得当，这个技巧能够激活腹壁，下拉胸廓。这个技术教给我们这样一种战胜过度挺胸的策略。重复3~4轮练习。我先声明，这个练习可能很有挑战性。

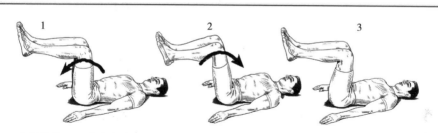

李维特练习，准备好姿势：仰卧，屈髋屈膝90度。（左侧和中间平面）指引自己前（图1）后（图2）摇晃骨盆来找到最佳位置姿势，或者找到无痛的腰椎姿势（图3）。腰椎与地面之间应该有一条缝隙。对于有些人而言，掌心向下将手垫在腰下面可能更有帮助。

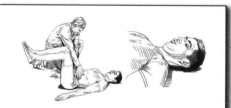

李维特练习：由呼吸的低潮开始用力。唇部收缩形成很小的洞，为气体从肺中呼出增加阻力。

脊柱侧凸

有关脊柱侧凸，困扰医生和患者的突出问题就是：通过训练可以纠正或改善脊柱侧凸吗？更进一步讲，他们想知道脊柱侧凸相关的疼痛是否能长期治愈。这两个问题的答案都是，在某些情况下可以。很多理论都在解释脊柱侧凸为何及如何形成。一个是青春发育期前后（十几岁），脊柱不对称生长产生了侧向的曲度，并且可能伴有椎体的旋转。因为某些原因，曲线凹凸两侧的骨密度和硬度往往有明显的差异。外科医生会告诉你脊柱侧凸向的椎骨一侧感觉会更软。我注意到，这类患者经常有肋关节的不对称甚至肋骨不对称。这就类似于"鸡生蛋还是蛋生鸡"的问题，我们不确定是肋骨的损伤造成了侧弯，还是肋骨的问题只是侧弯的副产品。到底这种异常曲度的解剖学特征是因还是果，仍是未知。

许多脊柱侧凸患者的一个重要特征是胸部及腹部器官不对称。例如，曲线凹侧的肺通常较小，容量也相对较小。虽然这些差异使治疗策略更困难，但你可以在纠正练习中利用这个特点来获益。

根本问题是，侧弯本身可以用锻炼来纠正吗？确定侧弯是否有潜在逆转可能性的一种方法是轻轻地向后牵拉（脊柱后伸）。我们的首选技术是让患者打开双臂，搭在一个和胳膊等长的杆上。如果我们通过观察确定这个姿势能减轻侧弯的严重程度，那脊柱侧凸就有可能通过纠正性锻炼得到改善。

脊柱侧凸的练习

脊柱侧凸练习应该校正某个特定的错误机制。如果侧弯与明显的身体不对称并没有关联，那么施罗斯疗法（Scroth Method）应该对大多数人有帮助。该方法是通过枳极的牵拉和呼吸练习打开凹的（或向内弯曲的）一侧。我建议买一本克里斯蒂娜·莱纳特·施罗斯（Christa Lehnert-Schroth）的《脊柱侧凸的三维治疗》（Three-Dimensional Treatment for Scoliosis）。

脊柱侧凸可能导致明显的不对称，如一侧腿短，骨盆向较短侧倾斜。一系列高度递增的提踵纠正练习有时有所帮助。有必要时可找一位技巧熟练的医生进行辅助。

跛行

人们经常误以为，跛行是椎管狭窄的症状。其实，跛行是外周动脉疾病，是动脉血流速降低的一个结果。与椎管狭窄相似，跛行使得走路这件事很困难，走得越远越困难。爬楼梯通常会增加症状出现的频率。这里，动脉粥样硬化斑块积聚，使动脉变窄，腿部发力肌肉缺氧，引起疼痛。和椎管狭窄患者类似，跛行患者应当采取可耐受的间歇性步行训练。然而，与椎管狭窄不同，我并不知道之前可以做什么准备活动来增加耐受性。基本上要一直走到出现中度疼痛为止。这是少数允许患者练到出现疼痛的情况之一。患者坐下休息，直到症状缓解，然后继续走。一些心脏病协会已经设定了间歇步行目标：每周 3~5 次，累积 60 分钟。和你的医生一起看看，什么方法对你最好吧！

膝关节或髋关节置换的患者

这类患者很难在地上移动锻炼。无论如何，脊柱和核心的稳定对于支撑损伤关节而言尤为重要。这里我们创新一下，让患者进行站立位的稳定性"三大练习"。例如，你可以将手支撑在桌子或台面上，进行"鸟狗式"练习（回顾第 11 章站立位"鸟狗式"的图）。正面墙上平板支撑，并滚动至侧面墙上平板支撑，从这个训练开始可能不错。由于个体能力不尽相同，这里可能需要经验丰富的医生来辅助。

老年人

上文提到的许多情况在老年人中更为常见（例如椎管狭窄、跛行、脊柱后凸等）。腰背痛发生的年龄峰值一般在 25 ~ 55 岁。好消息是，随着年龄增长，老年人由于椎间盘突出引起的尖锐刺痛感会消失。然而，关节炎一类的疼痛风险增加了。这意味着，应当针对椎管狭窄和脊柱后凸给他们提建议。下面是老年腰背痛患者的一些特征以及针对性建议。

骨质疏松是一种椎体内矿物质流失的现象。这使椎体更加脆弱，在摔倒或者搬重物时更容易骨折。避免跌倒是非常重要的，它包括保持平衡的能力，以及被绊时做出反应、避免摔倒的能力。单脚站立、变换方向跳舞这样的简单练习，以及保持足够的髋部力量，都能让老年人在绊脚后及时迈出稳健的一步。

另一个事实是，许多人在 50 岁之后，出现肩和髋球窝关节功能下降。简单地说，将重物举过头顶或者深蹲都变得更加困难。训练的目标是，每天重复 1 ~ 2 次以下练习，保持功能的同时避免引发疼痛。

下面推荐的是被许多聪明的老年人实践过的方案：

1. 日常活动中多做"保护关节"的动作（深蹲，弓步和防止扭转的练习）。

2. 每天早起把杂事处理完。

3. 每天坚持步行 2 次，日日坚持。

4. 每周做 2 天力量训练。

5. 每周挑 2 天做不同形式的训练（骑自行车、游泳等）。

6. 每周挑 3 天针对需要的地方进行活动度训练。

7. 少饮酒，提高睡眠质量。

超重的患者

如果你属于这个类型，估计你会很厌倦医生让你减肥的建议了。不幸的是，不管再成功也好，电视里那些减肥的节目对于通常的情况并不具有代表性。**腰背部的现实状况是，健康的体重将大大有助于消除或减少疼痛。**通过以前不成功的减肥尝试，那些有体重问题的人可能已经习惯了失败。如果想成功，你需要一个强大的支持体系来帮助你遵从医生开出的运动处方。也就是说，你的成功首先取决于你能否遏制暴饮暴食，选择更健康的食物。

一旦体重降下来了，就可以开始以良好的姿态做一些简单的练习（纠正性步行，还有一些初级的脊柱保护训练）。尽管超重的患者也可以直接从本书列出的方案开始练习，但注重减肥会带来更大的成功。

有趣的是，我并没有发现哪位体重很高的患者有脊柱稳定性问题，因为他们的腰部天生比较稳定。因此，对于这些人我们更注重进行之前提到的提高耐力和力量的运动模式训练。不必强调"三大练习"、单腿练习以及牵拉等稳定性训练。

第 15 章
腰背痛的解决方案：
病例分析与治疗方案

切记，尽管本书第三部分的核心训练方案能帮助大多数读者，但它并非"放之四海皆准"的康复计划。必须根据个人的身体受限情况，对它进行修改和调整，避开患者的疼痛触发因素。很少有哪个训练计划能完美地适用于同一种背痛类型。实际上，某些人同时有几种不同类型的情况。建议你阅读下列几个病例分析，汲取有用信息，或许能帮你更好地了解自身症状，并进一步找到减少疼痛的方法。这样能帮你把在评估部分发现的信息串联起来，并根据自身情况采取最佳解决方案。

典型的康复过程如下：
- 有意识地消除疼痛诱因。

- 然后把"三大练习"应用到日常训练计划中，使它们一天比一天更容易。这样一步一步，曾经致痛的活动就不再疼了。

- 随着无痛活动范围的扩大，可以加入更多的练习。在这一恢复阶段，容易兴奋过头，过早添加一种新的活动，结果发现第二天疼痛又回来了。虽然持续地扩大能力范围很重要，但必须循序渐进。每当遇到这

种情况，都要注意从中汲取经验教训。

- 现在你该对自己当前的受限情况有了更清楚的认识。

- 如果遇到进步的瓶颈，那么就回到原来更容易、更有效的那个练习。你会发现，这次能更快地获得无痛活动能力，不必再从零开始。

- 你很可能会重复经历这个过程，有时会有倒退的情况出现，直到最后彻底摆脱疼痛。

每个病例分析都由三部分构成：
1. 个人背景。
2. 不该做的。
3. 应该做的。

Matt 时常出现背部晨僵且有疼痛
个人背景
Matt 每天早上醒来背部都很僵硬，穿袜子简直成了他的噩梦。像 Matt 这样的患者最常听到的建议是什么？做拉伸。他被要求把膝关节拉向胸部并保持，来消除僵硬感。如果你也在这么练，就停下吧！现在就停下！或许，你能跟 Matt 一样，通过背部肌肉的牵

张反射获得 15 分钟左右的暂时放松，但晨僵还是会在第二天以及以后的每一天继续出现。

不该做的

Matt 不应该做拉伸。他不能睡在沙发床或过软的床垫上，那会造成躯干下陷，令脊柱弯曲。睡觉时膝下不要垫枕头。

应该做的

Matt 经常出差。他发现在某些床上睡觉时，早上醒来奇迹般地没有背痛。你也有过这种情况吗？如果是的话，你和 Matt 都应该检查一下床垫。

你的脊柱形状能帮你选择出最佳的床垫。通常，腰椎前凸、臀部后翘或者脊柱弯曲较多的患者更容易因床垫引发疼痛。对你而言，仰卧姿势会产生问题。你的身体形状迫使脊柱悬空，失去支撑，就像是桥梁的中段。这反过来又会让腰椎贴到床垫时变成屈曲状，引发疼痛和僵硬感。对这种身体类型的患者，我建议不要睡在沙发床上。应选择能让臀部陷下去的床垫。硬一点的床垫做底，上面再铺上海绵褥，既能提供弹性又能提供支撑性。我还与同事发明了一种睡眠靠背。在 www.backfitpro.com 上可找到"麦吉尔睡眠靠背"。它有一个手动泵，可根据不同的床垫和不同人的脊柱形状，提供最适宜的支撑，减少压力和疼痛。

在膝关节下放枕头实际上可能引发问题，因为它会使腰椎变平，贴在床面。尽管如此，侧躺时在两膝中间放一个枕头，却能够减轻髋部的压力。这种情况适合用"花生状"枕头。

起床后尽可能避免脊椎屈曲。最好的办法是准备一双便鞋，在坐下喝咖啡之前，先出去走一走。做几次"猫驼式"练习来活动背部，但避免做到极限范围。上午剩下的时间坚持做"三大练习"。在一天里再多走上几次。

慢慢地增加练习的次数/组数。如果疼痛明显，就减少活动范围。不要为了加快进阶速度而过分逞强。可以考虑缩短每组的练习时间，或减少练习量，或把每天的练习任务分成两个时间段来完成。保证始终在疼痛耐受范围以内。

Pamela 一天当中疼痛感会从轻变重

个人背景

Pamela 是个大忙人。她是自由职业者，除了做家务，还要应对各种杂事，包括照料孩子。她还报名了她的第一个半程马拉松，并在为其做训练准备。Pamela 每天早上的疼痛感都很轻，几乎没有腰背部问题。实际上，早晨是她一天中情况最好的时候。然而，随着忙碌的一天逐渐过去，她的腰背痛也会加重。这表明 Pamela 脊柱的累积性负荷超出了她的无痛范围。听起来是不是很熟悉？

不该做的

不要继续这样下去。Pamela（或

你）问题的关键，是要去掉那些累积性的并造成疼痛的有害动作、姿势和负荷。你和 Pamela 必须缩短这些任务的持续时间，多停下来让脊柱无负荷地休息。

应该做的

首先，确保在一段时间的脊柱锻炼后，你的症状开始减轻。也就是说要把脊柱锻炼动作和频繁的休息结合起来。一般几天之后，你和 Pamela 的症状就会减轻。这时，开始做其他之前列出的脊柱康复训练。这将进一步提高你无痛生活的能力。

Alisha 是典型的 A 型人格（好胜心强，狂热的练习者）

个人背景

像 Alisha 这样典型的 A 型人格，如果给她一个 10 次的训练计划，她一定会做得比这要多，可能会做 20 次。她相信越多一定越好。她觉得多做一点她就能击败疼痛。但实际上，正是这种做法令她的疼痛一直持续。听着像不像你认识的某个人？

不该做的

继续相信练得越多越好，疼痛能通过练习而消失。

应该做的

针对这种典型的 A 型人格，我喜欢玩个游戏：我让 Alisha 假装今天做了背部手术，明天该开始进行恢复了。我说的恢复就是指休息。这样确保了训练计划不带任何负荷，让那些压力

过大的疼痛部位得以松懈。正如我说过的，手术最初通常都有效果，是因为它能迫使患者单纯地去休息。Alisha 症状的减轻明确证明了这个方法的有效性。

通常，像 Alisha 这样的患者会担心自己体格下降，所以继续过度使用背部。这些人每天锻炼至少一个小时。你肯定知道这种类型。所以，如果你也跟 Alisha 一样争强好胜，那就尝试一下"虚拟手术"的游戏，因为它极有可能帮你成为赢家哦！

Brad 是 B 型人格（不喜欢锻炼）

个人背景

Brad 55 岁，在同一家公司做会计工作已经 15 年了，全天坐在办公椅上，然后驾车回家，吃晚餐，晚上大多时候都坐沙发里操作腿上的电脑。Brad 这种 B 型人格与 Alisha 的 A 型人格行为截然相反。B 型人格很容易产生多种问题，如糖尿病、肥胖和（或）肌无力。他们不爱运动，喜欢边看电视边舒服地躺着吃东西。如果给 Brad 一个 10 次的动作练习计划，他绝对练到第 3 次就不练了。Brad 和所有的 B 型人都需要动力的推动，享受没有疼痛的生活。Brad 总有一个又一个理由，而且经常浪费精力来抱怨病情，而不是采取行动来改善。

不该做的

如果你跟 Brad 一样，就不要再自欺欺人了。别再抱怨疼痛，除非你已

经准备好采取行动。不要再找借口。不要再长时间坐着办公，多在办公室走走，或者在午餐时间散散步。不要再把大把的时间浪费在沙发上，多带你的狗出去遛弯儿。在容许的间隔时间里多安排些其他活动。

应该做的

虽然话说起来比较严厉，但是Brad"活该"会有疼痛——这是他自找的。要解决疼痛问题，他得做出选择——要么逃避练习，一天24小时过着疼痛的、久坐的、苦不堪言的生活，要么采取行动，坚持每天训练至少1小时，让剩下23小时获得改善。

像Brad一样的人，我让他们做出选择。如果他们选择自救，那我全力协助。如果他们的选择相反，我就无能为力了——但是他们若改变主意，我随时可以提供帮助。有些人会继续寻找专家，求取"一朝治愈"的良方——但最后往往还是继续疼痛、虚弱无力，无法享受没有疼痛的生活。

Dave——开车越久就越疼

个人背景

Dave的职业是一名卡车司机。最近，他注意到自己的腰背痛和腿痛程度与开车的量成正比。Dave的疼痛可能由局部缺血（血液供应受阻）和腰背部问题共同造成。要区别这两种问题时，需要知道：在不开车时，局部缺血会自行消失，但腰背痛会依然存在。

不该做的

对于卡车或出租车司机，以及经常开车的人，不要把钱包和其他物品放在后兜里。不要穿跟鞋，这会让你在走路时的腰背痛加重。最重要的是，不要持续开车太长时间，要间断性地休息和拉伸。

应该做的

使用本书中的基础健背计划。调整车座，支撑脊柱的中立姿势。椅背稍微后倾，增大椅背和椅座的角度，可以减少脊柱的屈曲压力，并放松臀部组织。Dave可能通过一个腰撑式腰垫来减轻背部压力〔"充气腰枕"（www.backfitpro.com）最好，但也可以用卷起的毛巾来代替〕。Dave还需要在开车过程中适当休息；时不时离开座椅，练习麦吉尔站立拉伸（见第8章）。然后在回到车上之前做快走练习。

Penny的疼痛主要出现在臀部和大腿后面。她被误诊为"梨状肌综合征"

个人背景

Penny能够清楚地感觉到疼痛是从髋关节到臀褶，从臀后深层顺着骨头往下到大腿后面，一直到她的脚趾。这种情况有时被误诊为"梨状肌综合征"，实际那是一种很罕见的病症。像Penny这样，疼痛原因通常都是腰神经根受到了激惹。我们回忆一下坐骨神经的章节。如果疼痛出现在大脚趾，那么问题就在腰5的神经根。如果疼痛出现在其他脚趾，就表明问题是在腰 4 的神经根。Penny 应该检查一下臀肌的力量强弱（见自我评估一章）。Penny 还有腘绳肌紧张问题。她已经做了一段时间的拉伸，但没能起到放松效果。

不该做的

不要继续拉伸髋部和腘绳肌（以及坐骨神经），因为神经痛是不会因为拉伸而消失的——拉伸实际上会增加神经敏感度！

应该做的

采用保护脊柱的方式，减轻对腰椎关节的压力。也就是要全天都进行脊柱保健。随着疼痛扳机点消失，疼痛敏感度也会下降。如果神经痛是椎间盘造成的，那么坐姿时使用腰垫会有效。多停下来休息（久坐过程中要频繁休息，练习第 8 章的麦吉尔站立拉伸）。根据日常可用的间隙时间来设计自己的走路计划。调整头部和颈部的姿势也是减轻神经痛的重要方法。如果你发现"俯卧握拳撑下巴"的姿势很有效，那就继续把这一姿势融入日常练习中。在散步之前练习尤为有效。神经滑动练习也可能有帮助（见第 14 章）。

Pete 发现，锻炼会刺激疼痛进入到臀部和大腿前侧

个人背景

Pete 的情况与 Penny 相似，只不过 Pete 的疼痛产生在大腿前侧。Pete 喜欢踢足球，但是在踢球时，或是在脊柱负重时（像给房屋堆木头一样），疼痛感会增强。如果疼痛偏内侧（沿大腿内部向下），Pete 就应该评估一下髋部，它可能是病因所在。否则，前侧大腿疼痛就可能是由腰椎第三节或更高段位的关节病变引起（这通常意味着股神经根挤压和疼痛）。

不该做的

Pete 要放弃使用不良的动作模式，不要做太多增加脊柱负荷的活动，避免激惹髋部和脊柱。不幸的是，这同时意味着 Pete 必须少踢球，至少暂时要少踢球。通过纠正动作模式，他将慢慢重建起对这类活动的疼痛耐受度。

应该做的

对 Pete 这类患者，仰卧屈膝通常会加重疼痛。如果你也是这种情况，那就采用上一个病例中大腿后侧疼痛的一般性练习方案。如果髋部是主要的疼痛激发者，你就需要找到最佳的训练量以尽可能避免疼痛，不能过多也不能过少。另外，可以试试本书中提到的髋部治疗练习方案。

Cameron 与他的电脑工作（针对办公室久坐者）

个人背景

Cameron 是一名 35 岁的办公室工作者，每天在电脑前工作 8 ~ 10 个小时。他虽然习惯了松垮的坐姿，但是当他坐直的时候并没有疼痛。通过自我观察，Cameron 能够确定是腰部椎间盘引发的问题。他脊柱的疼痛段很

容易确定。"麦肯基姿势"（静静地俯卧）能够消除疼痛。他的疼痛在腰部，骶髂关节（脊柱底部两侧的凹陷）以上。他的大腿后侧时不时会出现阵痛。工作结束后，他喜欢躺在沙发上看电视，或坐在他的懒人沙发上打电子游戏。下蹲时，他会自然地弯曲膝关节和脊柱。该患者屈髋肌群过紧，核心耐力差，不能自由激活臀肌。

不该做的

不管在办公室还是在家，Cameron都不能继续长时间坐着。他需要放弃对被动治疗的依赖。只有把纠正性练习列入日常计划中，放弃以坐为主的生活方式，才能摆脱疼痛的反复发作。

应该做的

Cameron 应该定时离开座椅，做麦吉尔拉伸（见前文）。在办公室坐着时，应在身后垫一个充气腰枕，并利用午休时间练习快步走。通过做三大练习和弓步走（见第 12 章）来降低屈髋肌群的紧张程度，缓解疼痛。另外，Cameron 必须通过更多的、更好的、经过挑选的活动来增强身体健康。

歌剧演唱家 Octavio——当腰背痛威胁到事业

个人背景

Octavio 的腰部在屈曲时有疼痛，需要提高的躯干硬度和稳定性来加以控制。尽管他通过力量训练，能够创造出足够的硬度来控制疼痛，但是这种僵硬状态影响到了肩部和颈部，限制了他的呼吸和声带力量。实际上，他在力量训练过程中形成的这种屏息模式，会促使膈肌打开食管括约肌（控制胃和食管连接处打开的肌肉）。这会导致夜间胃酸反流，进一步损害他的声音。

不该做的

Octavio 需要停止力量训练和夸张的呼吸方式，同时停止过度使用腹肌力量。为了稳固核心，他已经用力过头了。

应该做的

腹肌和躯干肌过度收紧，会造成多种问题。膈肌被连带着过度激活，影响胃部功能与呼吸效率。发力和收紧的程度必须适应个人情况——没有一种所谓的"正确的方式"能适用于所有人。Octavio 需要学习激活躯干下部，放松上部。也就是在收紧腹腔的同时，随着每个呼吸放松胸腔。重复该模式，把它贯彻到训练和日常活动中。侧平板支撑配合深呼吸会对 Octavio 有帮助。

Loretta 对自己的姿势和动作没有多少意识

人物背景

Loretta 跟我观察到的很多人一样。尽管已经 33 岁，但她从未真正试着去认识自己的身体，从没意识到她姿势懒散，身体动作缺乏有效性。在身体意识能力方面，不同的人有着如此巨大的差异，到今天仍令我感到惊讶。我不知道这是不是因为现代人生存越来越不需要动作有效性。我怀疑要是在几十世纪以前，他们应该会被当时危险的外界环境淘汰，或因为无能力获取食物而灭绝。每当我要教他们收紧腹部，稳住躯干，告诉他们"把腹部收紧，就好像有人要拿拳头打你的肚子一样。"他们的反应总是"我该怎么做到呢?"真让我大伤脑筋!

不该做的

Loretta 以及与她情况相似的人不能再继续忽视自己的身体结构了。正如任何一台高运动水平的机器，总有一种正确的方式让它发挥最高水平，而相对应的就是错误的方式。Loretta 需要停止她的懒散姿势和无意识的动作。

应该做的

像 Loretta 一样的人，我先教他们动作的基础，让她抓住我的手用力握紧。这里没有动作产生，只有力量和肌肉硬度的增加。渐渐地我们转移到身体其他部位，对固定不动的物体发力。这样就建立起了"近端硬度"，从而保证了动作效率，使肩和髋产生爆发力。然后我们练习稳定躯干，调整"腹部紧张程度"。我们开始做"屈髋"这类简单的动作，以及在前面章节中提到的其他动作模式。我们可能用到前面讲过的一些进阶性的动作教学技巧。随着 Loretta 逐渐意识到自己的动作策略，她将能更好地利用

这一意念性方法，解决疼痛的动作模式。

Samina 和 Sadie 都患有椎管狭窄

人物背景

Samina 和 Sadie 由于背痛，不得不弯腰驼背。她们发现不论走路还是常规的锻炼，都能引发疼痛，并且疼痛经常辐射到双腿。尽管两人都有椎管狭窄，但引起疼痛的直接原因并不相同。别忘了，若被诊断为椎管狭窄，则表明神经根管变窄，压迫了神经。就 Sadie 的情况而言，这种压迫可能是由于椎间盘膨出。Samina 则可能是骨关节炎，或是其他多种可能疾病，如小关节肥大、韧带增生或某处结构异常。由于椎管狭窄有各种各样的成因，所以每个病例都要有针对性的预防和康复计划。

不该做的和应该做的

Samina 的情况——关节炎造成的椎管狭窄

Samina，76 岁，是个很好的例子。这种类型的椎管狭窄通常出现在老年人身上，他们通常患有骨性关节炎，骨质侵入了神经根的空间，或者可能由于先前的脊椎损伤或椎间盘损伤导致椎间盘变平。然而走路对身体的整体健康和脊柱健康至关重要。不良的动作模式，如全天以弓背代替屈髋，进一步使背部敏化，加重了疼痛敏感度。显然，跟其他所有的腰背部情况一样，脊柱锻炼在这里同样适用。Samina 应练习正确的走路方式，减少

疼痛。尝试不同的摆臂方式（见第8章）。总的说来，她应该更快地、有目的性地行走，但在症状发作时要及时止步。走完后，她应该采用一个良好的放松姿势，如之前提到的"墙上行走"。如果能减轻症状，就去公园走，借助长椅来训练。每次行走几分钟，然后在长椅上做这个训练。重复该练习，直到能成功无疼痛地走完一次。很快，走路就会再次成为一种可承受的活动。

Sadie 的情况——椎间盘膨出造成的椎管狭窄

Sadie，48岁，她对造成自己的椎管狭窄问题起着更为直接的作用。要记住，某些特定动作能够造成椎间盘突出。首先，Sadie 需要移除造成突出的有害动作模式，椎间盘就很可能再次恢复健康（参考评估一章）。这种"椎间盘纠正"还可以有策略地进行。例如，如果 Sadie 知道，她躺在床上时会出现椎间盘突出引发的放射性疼痛，她就应该先趴几分钟。注意，如果脊柱有关节炎的话，趴着不会起效果。Sadie 需要找到能减轻椎间盘突出的姿势，考虑神经滑动练习，并采用第14章中的方法。

椎间盘变短造成的椎管狭窄

把脊柱动作最小化一般是缓解这类疼痛的最佳方式。把注意力放在髋关节区域的动作上，使用第7章和第8章的动作工具。

奇怪的疼痛患者

有些"奇怪的"患者被认为"疯了"，因此受到忽视。如果你按照医疗程序接受治疗，还是没能好转，甚至更糟的，就会让你觉得治不好是你自己的错。你一定能联想起几个这样的例子。抛开前面的案例形式，我把它们归成一类。

我见过太多被丢在一边的患者，还被贴上"怪异"或"不合作"的标签，又或是因为那句常用的"你疼是心理问题"而被忽视。

这实在是不幸，这种不幸通常是医疗经验不足和诊断技术不佳造成的。尽管许多人的脊柱疼痛很容易解决，但是到其他人身上却可能很复杂。举个例子，有一名患者找我治疗背痛，但她说有连带的"胯疼"（她的说法），走路十分吃力，尤其是上楼梯时。我们的检查结果显示，她曾经的车祸创伤使受伤段脊髓的动作印记（或"肌肉记忆"）消失了。这在她以前做的 X 线片中是看不到的，所以她被当成了疯子。她不得不重新"想"该怎么走路，重新自学这些模式，集中意识反复练习，一直到它们再次成为根深蒂固的、习惯性的模式。随着正常动作的恢复，她的背痛也渐渐好了。而那些曾把她当成"疯子"的傲慢医生，仅把我们治疗的成功看作是"幸运"。

我职业生涯中共遇到四名"肌肉

震颤"患者。他们的腹肌在用力时会发生颤动或振动，比如坐到椅子上或从椅子上站起来的时候。它们振动的特定频率被叫作神经共振（每秒钟8～10个循环）。这些患者每个人都有胸椎第9节或第10节的损伤——这段脊柱的神经支配着腹部肌群，特别是腹直肌。这些都是棘手的案例，其中两个人通过本书中提供的方法获得了改善，另外两个人则没有。这就已经算从被医生放弃的患者中拯救了50%。

有些患者表现出"矛盾的症状"，让传统医生感到困惑。他们一种症状像是某一种疾病引起，而另一种症状却又像是另一种疾病引起。比如，躺着抬起一条腿时，如果后背和大腿疼，表明是神经根激惹，但是这时抬头，让脖子前弯，却能减轻疼痛（注意：通常情况下这会加重疼痛），表明没有神经紧张问题。这种情况是因为，椎间盘突出"钩住"了神经根，腿的动作把神经拉向椎间盘的突起处，而脖子的动作把神经拉离椎间盘的突起处。传统评估在这里失去了作用。只有建立在临床逻辑基础上的评估，而不是典型的"表格测试"，才能解开其中的机制。这名患者通过脊柱锻炼被治好了。虽说难以置信，但是只要按照指导，你自己也很可能更好地找到解决方法。

从几个"触摸痛"病例可以看出，不专业的人做的医学检查是多么不合理。触摸痛因患者对疼痛的极端敏感而得名。我遇到一个患者，他的脚趾连一张薄床单的重量都承受不了。一个医生让他把脚截肢，而另一个则"断定"他的疼痛属于心理问题。我们在检查过程中，发现他的腰椎神经被突出的椎间盘挤压，于是做了神经滑动练习和脊柱保健训练计划。我们发现，脊柱保持屈曲的时间一长，突出就会增大，而在伸展姿势下，突出会缩小。搞清了这一点，他就掌握了自愈的方法。他现在身体很好，保住了双脚，还成了他团队的支柱——绝不是所谓的疯子。

纤维肌痛患者也经常被医生忽视。这种疼痛的特点是"难以描述的纠结"和"刺痛感"，一般发生于臀部和肩部，且常伴有头痛和背痛。我相信这种疼痛感是真实的，由于大脑的连接方式发生改变，所以对疼痛的感知也不一样了。疼痛感知和身体动作在大脑中都以编码模式存在。这些患者一般都在重大事件中受过伤，比如车祸或某种强烈的情感变化。此时大脑快速重新搭建模式，改变了疼痛发生和感知的方式。多年来，我们用过的效果最好的方法就是教患者学习无痛的动作。它的依据就是疼痛的"闸门控制理论"。找到那些不会产生疼痛的简单动作，使来自关节和肌肉的传感信号充满本体感受系统，让疼痛信号没有穿越神经闸门的机会。通过重复这些无痛的动作，对大脑中的模式进行重新编码。慢慢地，患者的无痛动作范围越来越大，最终能以较高的质量完成较长时间的活动。他们成功地用无痛的模式代替了连接在大脑中的致痛的模式。

以上所有的病例，以及上百个其他病例，都曾咨询过"脊椎专家"。没有一个患者找到了真正的病因，或者有任何好转。他们被迫把疼痛问题当成自己的错，或是怪自己意志力差、情感懦弱。所以说，他们从未找到过一个真正的专家。这本书读完这么多，应该意识到，你才是自己的腰背维修师，只有你才是那个能感受自己的疼痛，清楚疼痛的原因，并找到有效消痛策略的专家。

更多的运动员病例分析请参考我的另一本书《脊柱终级健康与运动表现》。

第 16 章
本书常见问题解答：
性爱、选床垫，以及其他你不敢问的

时候我早上醒来，会收到几百封来自医生、患者和运动员的咨询邮件。我把其中最有意思的和最常见的问题汇总起来，放在最后这一章。这些观点有的可能重复，有的是新的，有的提供了不一样的视角，我把它们都写出来，以便提供一个更为完整的答案。答案只侧重于脊柱相关的方面，而不涉及问题的其他方面。

现在你已经清楚，没有人能替你"治好"你的背——你必须在治疗过程中保持主动。关注自身病情的全部细节，让它们成为你的工具，去创造更好的生活，一个没有背痛困扰的生活。现实情况是，有些背部损伤需要花上数年时间，受伤的组织才能愈合。但是读完这本书后，你就有能力把损伤控制在亚临床水平。你又可以享受生活了！

工作场所的人体工程学设计对我的背有好处吗？

人体工程学是把按照工作者需求对工作场所进行设计的科学。例如，重新规划组装工作，去掉从地上取零件这个环节，这样的改动能够大大减轻工人的背部压力。这对髋部僵硬的上年纪的工人来说非常重要。但是像

林业工作、建筑工作或者捕鱼工作，它们如何根据人体工程学来设计呢？说得直接点，它们没办法这样设计。工人能做的就只有选择活动的方式和负重的方式，让关节和肌肉最省力。我创造了一种"职业性训练"的概念。职业性训练含两个部分：利用人体工程学原则优化工作设计，同时对工人进行动作训练，避免过劳损伤。总之，根据工作类型的不同，人体工程学设计对治疗背痛的影响也不相同。它确实有帮助，但是成功需要合理的工作设计与训练工人动作双管齐下，让脊柱以安全的方式活动。

你谈了一整天的脊柱保健——它到底是什么意思？

脊柱保健指的是在全天所有活动中让脊柱处于最安全的状态。这就做到了两件事：个人无痛时间延长，背部能忍受训练的能力变强，能够通过适当的练习来恢复强健。谨慎进行每一个任务，不要忽略这一概念的重要性。你怎样系鞋带——屈曲脊柱？许多人会坐下来，猫腰去够鞋带，这本可以作为治疗活动。但是应该把脚抬到椅子或长凳上，屈膝去够鞋带，保持躯干正直，使脊柱保持中立位，髋

部向脚的方向移动，以缩短距离。（回忆第 8 章中的姿势）。坐姿、前屈、走路、开车等，这些都是练习脊柱保健的机会。记住，获得和保持背部健康是一项贯穿一生的活动，一种生活方式，因此，有意识地保持自己的动作至关重要。

你对旅行有什么建议吗？

旅行有可能为康复之旅设置一些路障，包括不合理设计的飞机座位、不熟悉的床、日常生活规律的打破，以及每天行走量可能的增加或减少。我不知道为什么飞机座的腰部位置都凹进去了——与腰部支撑完全相悖。几年前我们对飞机座位上产生的脊柱压力做了一项研究，还是没明白为什么它们看上去像是专门为了损害背部而设计。解决方法就是带一个腰垫或腰枕。www.backfitpro.com 网站上提供一种充气腰垫，尺寸专为减轻飞机座压力而设计。此外，最好能时不时站起来在过道里走一走，有目的地加强腰椎前凸或者恢复背部正常曲度。当到达目的地时，先四处走走再去取行李，不要继续坐着等。来回漫步，集中精力恢复背部曲度。这能更好地为提行李做准备，避免出现损伤和疼痛。

换床可能是好事，但也可能是坏事。睡在不熟悉的床上能让某些人检查出床垫硬度的改变是否让他们的晨僵变好或者变差。留意底层床垫的硬度以及表层软垫的硬度。如果你发现这个床减轻了你的疼痛，那就记住品牌和型号，也许是时候更换家里的床垫了。

最后重要的一点就是坚持做三大练习的例行训练。美妙之处在于，它们可以随时随地练习。俯卧撑可以在酒店房间里与稳定性练习一起做。短程步行也很容易进行。当然，要注意坐着开会的时间。使用充气腰枕，多站立。鼓励会议同伴也这么做——他们也会享受这种放松状态。

我该如何选择床垫和枕头？

既然我们已经引出了床的问题，你要做的就是找到最适合你的。如果大多数早上醒来时背都很僵硬，那么就可以认为床垫是引起疼痛的原因之一。科学研究提供了指导。跟很多背部问题一样，结果因人而异。例如，研究表明，某些文化中的人睡在榻榻米上也感觉很舒服。他们总体上背部较平，前凸较少（某些亚洲人的脊柱特点）。其他文化的人觉得榻榻米不舒服，并且，他们跟预想中一样，整体上前凸较多（某些欧洲和非洲人的脊柱）。更多研究把身体类型分为瘦削的骨感人群与体重较大的圆胖人群。脊柱弯曲较多的身体适合底部坚硬、表层柔软的床垫，能够让弯曲的髋部和肩膀下陷。较厚的软垫这时就非常有益。体重较大的、身体弯曲不明显的人则适合用更硬一点的床。

枕头的选择主要取决于睡眠姿势。趴着睡觉的人可能并不希望用枕头。

仰着睡的人可能只想在脖子下有一点点的支撑。那些一会儿仰着睡、一会儿侧着睡的人，他们最好用一种特殊的枕头，中间填充物较少（仰睡时），四周加厚，翻身到侧卧姿势时可支撑头部。最后，有些仰睡的人也可以用前面提到的"麦吉尔睡眠垫"（可在www.backfitpro.com 网站购买）来提供支撑。

什么样的睡眠姿势最好？

这个问题没有确切的答案。然而，指导原则还是不变——避免那些产生疼痛的姿势。有些受不了脊柱屈曲的椎间盘患者趴着睡比较舒服。这对老年关节炎脊柱患者是不可能的。喜欢仰睡，但屈曲时会疼的人，它们适合在腰下放一块小垫子，防止腰椎变平、屈曲陷到床垫里。还有些人认为像婴儿一样侧卧更舒服，但是在做疼痛激惹测试时，他们发现脊柱屈曲其实是能引发疼痛的姿势之一！知道这个信息后，他们就试着只屈髋，保持腰椎在中立位上，这样既能按照自己喜欢的姿势睡，又能避免触发疼痛。有趣的是，仰睡时髋疼的人，在膝下垫一个枕头就不疼了，而很多背痛患者发现这个方法只会加重症状。

腰围好不好？

你们很多人无疑在电视上见过运动员穿着腰围，或者见到工人穿着腰围提重物，于是就开始琢磨你是不是也可以用。人们使用腰围通常是为了缓解背部疼痛或是增加负重训练能力。

这些"带子"在几年前比较常见，但是随着科学发展逐渐不流行了。我们的实验室参与过几个调查，对护背带的作用提出了质疑。尽管如此，在某些情况下暂时穿一下护背带可能会有帮助。

曾有一些关于护背带的一些正面说法，说他们：
- 提醒人们正确提物。
- 支撑脊柱承受剪切负荷。
- （最低限度地）减少腰椎的压迫性负荷。
- 固定躯干，减少活动幅度，从而降低损伤风险。
- 给腰部区域保暖。
- 通过给身体加压增强意识，增强对稳定的感知力。
- 减少肌肉疲劳。
- 为躯干提供稳定，增强运动表现。

在实验测试中表明，以上某些说法是有道理的，但也有些说法并不正确。通过我们的测试，我们对这些设备的有效性得出一些结论。关于护背带使用的大多数研究证据都来自久坐。在研究穿护背带久坐效果的一篇综述中表明：
- 之前没有背部损伤的人，穿上护背带并没有获得额外的保护性作用。
- 穿着护背带时受伤的人，重伤的风险更大。
- 有了护背带，似乎让人感觉自己能提更多东西，实际上在很多情况下他们能提的东西确实多了——护背带的确提供了提拉力。

- 护背带提高了腹内压和血压。这一点有好有坏。
- 护背带似乎改变了某些人提物的方式——在不同的人身上，要么减少了脊椎负荷，要么增加了脊柱负荷。
- 当一个习惯用护背带的人突然停止使用时，会有一段受伤风险较高的时期。这表明在长期使用护背带的过程中，发生了某些生理/神经上的改变。

当决定要不要使用护背带时，考虑一下：如果你是一名想要举大重量的运动员，那么就穿上护背带。它能通过弹性回缩效应和对脊柱的稳定作用，帮助你多举起几磅（或几千克）。如果你只是想让背部更健康，而不是要举重物，那么最好不要穿它。

尽管如此，有一些在走路和提物时疼痛的患者，他们借助护背带对骨盆的束缚，疼痛得到了减轻。有时候把护背带缠得靠下一点到骨盆上，而不是缠在腰上，对这些人会更有帮助。这是在患者有能力进行康复练习（比如说"三大练习"）之前，采取的一种暂时性措施。

对于其他人，护带能为无痛走路和前屈提供暂时性的帮助。问题在于——护带永远不能治愈背痛。早在20世纪90年代初，一些政府部门和企业的健康部门就让我写关于护背带的政策。我当时的建议大意很明确：对那些任务要求高的工作，把使用护

背带作为一项公司范围内的政策不一定合理。但是，如果个人能通过护背带获得暂时的好处，那么这项政策的要点应该如下：

1. 对他们的工作进行人体工程学评估，优化配置方式，保护关节。
2. 提供义务教育项目，教授脊柱保健原则以及在再次受伤后应该采取什么措施。
3. 做体检，确保没有心血管问题，因为穿着护背带会改变血压，增强腹内压。
4. 对他们进行背部评估，检查动作缺陷和疼痛机制，并提供适合的解决方案。
5. 参加治疗性练习计划，锻炼我们每个人身上都有的天然的生物护带。他们必须在放弃护背带较长一段时间后再继续练习计划，因为这段时期受伤的风险较高。

我真的应该停止拉伸吗？我好喜欢拉伸啊！

对很多人来说，在治疗计划的早期进行拉伸对背部弊大于利——尤其是那些需要弯曲脊柱的动作。回想对静态拉伸（伸展并保持住该拉伸动作）的测试，并未表明它能像所说的那样减少损伤。那些脊柱灵活性高，特别是柔韧性强的人，实际上更容易在将来产生背痛问题。我要再次强调，尽管许多人在拉伸后获得了暂时的放松，这只是因为牵张反射的刺激，它暂时掩盖了你在制造损伤这一事实。这并不是说所有的拉伸

在任何情况下都毫无益处，但我只想告诫你，在考虑要不要做拉伸时一定要明智决断。你必须有一个确切的理由。比如，如果目标是增加髋的灵活性，就要想实现这一目标的最佳方式是什么。或许选择更具动态性的练习是更合适的做法。我指的是像弓步走这种需要连续活动关节的练习，而不是那种拉到极限范围并保持不动的静态拉伸。虽说如此，但有些人做胸椎旋转灵活性的拉伸就比较有帮助，比如把胳膊肘搭在同伴大腿上的双人拉伸。这个拉伸对那些需要纠正站姿的人或者因为年纪大而弯腰驼背的人很有帮助。总而言之，选择拉伸必须有一个清楚的缘由。比如，练习瑜伽能提高灵活性，但同时会丢失提举重物时需要的稳定性。要做一名瑜伽大师，同时还要做力量举冠军是不可能的。此外，拉伸的技巧也很重要，必须动作得当，确保对身体有益，绝不能使情况恶化。概括来说，要把拉伸放在进阶练习的后期。

健身球、弹力带、重量和器械可以用吗？

练习器材多种多样。除了一些高级练习之外，我们的计划里不使用任何器材。只要我需要，我可以接触到任何一种康复设备，但是我选择一个都不用。原因很简单，我觉得它们并不是患者康复所必需的东西。通常，做消除疼痛的练习时我们避免使用器材。要训练身体，恢复良好的动作，自重练习是更好的选择。一旦疼痛消失，过渡到增强功能与竞技能力的训练阶段，那么就可以重新引入这些健身"配件"。在具体的进阶训练中如何使用这些器材，同样请参考我的另一本书《脊柱终极健康与运动表现》。

我真的有必要每天练习吗？

对！完全有必要！毫无疑问！你的身体每天都服务于日常工作，需要用这种方式获得全面健康。每周"锻炼"三次的说法依据的是一种关于肌肉过增（或"膨大"）的健身理论。这种健身锻炼与你的肌肉骨骼系统健康毫无关联。每周达到训练心率 3～4 次，这种观念也是谬论。这个观念恰好存在于有氧健身人群中，并不适用于正在努力减轻疼痛的一般人群。而且要记住，我们在本书中为背痛患者列出日常训练安排，与那些追求瘦身或增肌的人在健身房进行的"锻炼"没有相似点。我们的日常练习，尤其是对于刚开始进行康复的人，其关注点是循序渐进地为无痛生活建立起一个稳固基础。此外，我们近期的研究表明，坚持每天做"三大练习"，能使脊椎关节保持长期稳定，抑制诱发疼痛的那些微动作。每天都练习书中的内容——甚至每天两次！借用我的朋友 Pavel Tsatsouline（译者注：健身教练，苏联壶铃比赛国家级选手。他是宣传俄国传统训练工具——壶铃的主要人物。）的话："一个好的锻炼给你带来的回报多于它的成本。"

我膝关节痛，应该怎么办？

膝关节痛的人做不了跪在地上的

练习，比如"鸟狗式"。可以试试用护膝。那些用于室内网球的护膝有很多填充物，或许能帮你完成这些练习。这些练习的变式这时候也能派上用场。试试用站姿做"鸟狗式"，手撑在高一点的桌子上（见第9章）。别忘了侧桥也可以改成站姿练习（见第9章）。利用起身边的资源。一个聪明的医生会评估你的能力和受限情况，找到训练方案的改良方法，直接解决膝痛的根源。

如果再次伤到自己应该怎么办？

实际上，许多脊柱损伤不会像其他病症一样能自愈。试想如果是腿断了，骨头会自己愈合，长出新的连接，又能坚固如初。背部疾病则很少能在短期内治愈，还不留下任何影响。它们必须得加以管理。事实上，大多数患者都会在康复过程中的某个时间有一次小的复发，仿佛他们的症状又回来了。比如说，你曾患有椎间盘疾病，若提举重物时姿势不佳，这时候就可能感觉到一阵急性疼痛。要认识到这是复发的早期症状，俯卧，用一只拳头撑住下巴，以阻止它继续发作。我们已经表明，这个姿势能逆向改变突出的椎间盘，防止疼痛恶化。从这个姿势上站起来，试着不要让脊柱参与活动（使用肩膀和髋）。情况好转之后，就回到前几章康复计划的第一阶段，重新进阶。通常你会发现这次比以前恢复得更快了。

背痛与饮食有关系吗？

有的人说某些饮食和食物也会引起背痛。我自己并不确定饮食是不是一个主要诱因。比如我听说吃辣会刺激内脏，影响腹肌的激活，最终诱发疼痛。但是当我与一个优秀的东欧举重队讨论训练计划时，他们表示会在奥运会和世界级比赛之前刻意吃辣，为爆发力"充满电"。然而，确实能想象到，肠胃刺激可能抑制某些人的肌肉激活或改变其发力姿势。

你有没有放松的小技巧？

对你来说什么是能放松的活动？如果是走路，那就试着别太紧张，只微微收紧腹部肌群。轻松自在地摆臂。如果你的放松活动是看书或者看电视，就尽量避免坐松软的沙发——这会迫使脊柱屈曲，产生更多疼痛。你需要一把带有腰靠的硬椅子。如果是看书，就把书放在高于大腿或矮桌的位置上，减少颈部屈曲和低头。如果是在床上看书，要注意脊柱和脖子的姿势——不要让腰椎贴到床垫上，或用枕头使脖子前屈。保护脊柱——放松是让脊柱恢复的好机会！

做爱的时候呢？

哈！你从来没想过我们能聊到这儿吧！在诊疗过程中，当我解释脊柱运动和髋部运动这两个概念的区别时，有时会使用"午夜动作""床事"、性交的图片！一些患者此时会问："这就是做爱那么疼的原因吗？"让人们注意到脊柱动作会带来疼痛，这对很多人都有启发作用。候选策略自然是用髋部来屈曲。暂且不说策略，"疼就说明你做错了"这句老话在这里就很适用。关键就是找一个不会致痛的姿势，保持脊柱的自然曲度。

有人争辩说，脊柱就是用来运动的，应该多加训练和强化。对这些人，我用以下的试验向他们证明这是谣言。我让他们把加了杠铃片的杠铃扛在双肩上，让他们以腰椎为中心做"午夜动作"（前后"推进"）——一般很快就会产生疼痛，从而证明了我的论点。

作为一个基本原则，如果你在性交过程中处于上位，就必须用髋。如果在下位，你就必须支撑起脊柱的自然曲度，避免自己产生动作。如果你的姿势选择包括在独木舟上站立——那你就是我的英雄了！

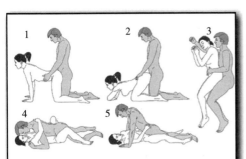

上面的人要把注意力放在屈髋上，而不要让脊柱产生活动。下面的人要保持脊柱中立位。根据这些规则来调整姿势，同时避免做个人难以承受的动作。姿势1和2是保持脊柱中立位的最佳姿势。姿势3和4是有风险的，那些难以承受屈曲和伸展动作的人应当避免。姿势5对很多人来说都很容易造成疼痛。

被动治疗怎么样：整脊、按摩、理疗或牵引？

被动治疗（外界施加给你的治疗）很难治愈背部问题。这包括理疗，比如超声波和激光治疗。你必须主动参与到疼痛处理中。被动疗法也许能暂时减轻疼痛（或者在某些情况下加重疼痛），但是它们去除不了病根。整脊师无法通过把"异位"的骨头归位来治好你的背。这种方法只有在骨折时才可能有效。他们能把断层的胶原纤维进行重组，帮助封住椎间盘的"围墙"。但还要同时对动作模式进行再教育，移除那些造成胶原脱离的错误动作。按摩能放松肌肉，或许能减少疼痛，但是姿势若不改变，疼痛很快会回来。没有一种被动治疗能够创造必要的动作模式、脊柱稳定性、髋部灵活性，消除对组织的压力，也就是疼痛的原因。如果你正在接受医生的治疗，就要确保他遵守了这本书里的"主动"原则（见下一个问题）。

那整脊师呢？

经常有人问我对整脊师的看法。我会把患者转送到世界各地的医生——其中很多就是整脊师。这些整脊师有的可能只是偶尔治疗背部，但他们还有很多临床治疗工具，包括评估并移除会造成慢性背痛的错误动作。如果一个整脊师建议你连续几个月定期来做手法治疗，那他们是治不好你的。研究表明，对于某些有急性椎间盘突出的人，1~3次的手法治疗或许能帮助康复。但其实并没有科学证据证明反复的手法治疗能治愈背痛。记住，整脊手法并不是"把某个异位的部位归位"。调查显示，手法治疗对神经的影响最为明显，能减少肌肉痉挛，或者有时相反——产生肌肉痉挛。

你需要找到一个能够提供"主动治疗"的整脊师：他们会教你策略去避免疼痛，并提供相应的训练计划。很多整脊师都很熟悉我们的训练计划和方法——问问他们是否听说过我们的理念。好的整脊医师能够很好地把软组织手法治疗和本书中的方法结合起来，从而产生长期的积极效果。

不止于兴趣：是什么使得伟大的运动员如此伟大？

我曾有幸和这个世界上最强、最快、最优秀的运动员共事——包括来自多个领域的奥运选手和世界冠军。我对这个问题的答案是，他们的天赋有差别，但和大多数人想的并不一样。他们在测试中可能并不是最强壮的。那些最快的男运动员或女运动员实际上是最会休息的人。当肌肉收缩时，就会产生力量和硬度。最快的运动员通过产生强力的肌肉脉冲来引发动作，然后他们有能力放松下来获得终极的肢体速度。对于他们，核心收紧是爆发力的关键。同时，他们的四肢是相当松弛的。因此，我认为最好的跳高、跳远、投掷、跑步、踢球、搏击、高尔夫等项目的运动员，他们都能极快

地放松肌肉，然后快速收缩（高达6次，比普通人都快）。除了刚猛的体格，这种能力其实是神经方面的天赋。放松速率很难进行训练，但并非不可能。在我接待的患者中，很多都有着天生的竞技能力，但却因为力量训练过多，不关注神经部分的训练而浪费了。

另一些运动员能非常好地调节体内的弹性系统——却被愚蠢的拉伸练习给破坏了。最好的拉伸能"调节"他们的弹性系统，而不是"舒展身体"。当然，竞技能力中的精神成分相当重要——想要赢的意志力、不放弃的意志力、训练的意志力等。有些伟大的运动员还有出众的个性。但是就他们的背部来说，他们或许不能举起最大的重量，创造最大的背部力量。有兴趣的读者可以读我的另一本书《脊柱终极健康与运动表现》，书中对这些话题有详细的讨论。

"简单几步摆脱疼痛困扰！"这样的话千万别信！

对很多人而言，这是虚假承诺。简单的步骤并不存在，除非有幸运的人。你现在应当能意识到，摆脱疼痛是件复杂的事。了解你的疼痛诱发点对避开病因非常关键。采用我给出的指导进行练习，能够令你承受负重活动，找到完整的活动能力。你的付出会有回报——但是绝不会是简单或者轻而易举的。

第 17 章
总　结

你现在都学会了！这是你自己的脊柱手册。我希望你们每一个人现在都能全面地、准确地理解自己的后背，理解那些被我们称为"诱发点"的神秘刺激源，以及那些能让你重塑无痛生活的步骤和练习。你现在应该有能力设计自己的康复计划，其中包括有意识地调整日常动作模式，以及实际的康复性练习。

恢复过程中记日记或笔记通常很有帮助，不是要记录疼痛程度，而是记录日常活动，这样就能回头看看你在前一天都做了哪些事，记下它是让你疼痛变好了还是变差了。记住，康复在于找到平衡。如果你失去积极性，又恢复那些老习惯，忽视练习计划，那你就别指望病情改善。反过来，如果好胜心太强，在没有疼痛的日子里对身体太严苛，你的身体第二天就会回到疼痛状态，向你发出警告。尊重积极性，保持现实，我相信你每天也能像患者给我的记录一样好转。

如前所述，这本书适合所有人阅读。对那些追求高水平竞技表现的人和想要深入了解背部治疗的人，我建议你们去读我的另外两本书《腰背疾患：循证预防与康复》和《脊柱终极健康与运动表现》；对于其他人，读完这本书你们就掌握了所有需要的知识。记住，如果你在康复过程中回头去找专业医师提供指导，我建议你带上这本书，这样理疗师能够了解我做的工作，确保你们的基本认识是一致的。但事实上，一个具备了专业知识的患者，能为自己提供最佳的帮助！

既然腰背维修师的火炬已经传递给你——读者们，我已经迫不及待想听到你们各种成功事例了。不管是恢复到能够开车，可以和孩子们爬到"毛毯堡垒"中，或只是能够弯腰系鞋带，都尽情享受这种成就吧！为你自己的付出而庆贺；现在你正在收获果实！

谢谢你们与我一起走完了这段康复之旅。我只想让你们保证一件事：在找回自己无痛生活的过程中，不要忘了保持微笑！

词汇表

Antalgia 脊柱曲度异常：由脊柱损伤或病变引起的脊柱正常曲度缺失。脊柱曲度异常经常表现为脊柱上的一个"扭折（kink）"。腰椎屈曲的脊柱曲度异常通常伴随椎间盘突出——脊柱在这里又一个局部的屈曲。侧弯的脊柱曲度异常也常伴有椎间盘造成的急性腰痛。

Compression 压迫：沿脊柱向下的负荷会产生压迫。压迫可能来自于肌肉发力或是施加于身体的外界负荷。

Distal 远端：腰椎被作为身体的参考基线，因为其他所有的部位都在腰椎的远端。例如，肘部相对于肩部而言，处于远端。

Kyphosis 脊柱后凸：对胸椎（连接着肋骨的脊椎）曲线的称呼。因松垮的姿势或老年化造成的曲度增大称为脊柱过度后凸。

Lordosis 脊柱前凸：对腰部的正常曲线的称呼。曲度缺失称为脊柱前凸不足，曲度过大称为脊柱过的前凸。

Neural tension 神经紧张：神经紧张是由某些物质对神经的撞击产生。它使得神经在某些部位变紧，一般会造成疼痛，这就是神经紧张。经常与肌肉紧张相混淆。

Neutral Spine 脊柱中立位：直立姿势下（体态畸形者除外）脊柱的正常形状。在这一姿势下，脊柱处于最放松的状态，因为关节没有弯曲偏离中立位，所以没有关节压力。

Proximal 近端：腰椎被作为身体的参考基线，因为它在所有身体部位中处于最近端。因此，肩部相对于肘部而言，处于近端。

Shear 剪切力：剪切轴垂直于压力轴（见 Compression "压迫"）。脊柱关节上的剪切力来源可能是肌肉发力、身体施加的负荷或施加于身体的外界负荷。

Stiffness 僵硬/绷紧：僵硬虽然经常被看作消极词汇，但对于脊柱健康很重要，因为肌肉的僵硬能增强脊柱承受负荷的能力。僵硬也用于脊柱和躯干，使得四肢动作更有效率。僵硬能避免脊柱关节的微动作，消除某些类型的疼痛。

Torque（Moment）扭矩（瞬时）：指旋转力，例如，连接某块骨头的肌肉以关节为中心产生扭矩。扭矩使关节能够支撑静态负荷，活动身体节段，进而带动整个活动链。

动作

Flexion 屈曲：直立放松状态下，脊柱是前屈的——这就是屈曲。坐姿和猫腰都属于脊柱屈曲活动。

Extension 伸展：从中立位后仰属于伸展动作。会出现在过头上举运动中。

Bending 弯曲：把脊柱朝某个方向拉离中立位就称为弯曲。这与弯曲树枝很相似，因为压力产生于脊柱。

肌肉

Erector Spinae 竖脊肌：所有的脊柱伸展肌肉统一被称为竖脊肌。

Gluteus maximus 臀大肌：最大的臀肌，主要控制髋部的外旋和伸展。深蹲时主要激活的是臀大肌下部，而走路、跑步和变向时主要激活的是臀大肌上部。

Gluteus medius 臀中肌：位于上面和侧面的臀肌，对走路和跑步有重要作用。支撑骨盆，为脊柱提供一个水平的平台。

Gluteal muscles 臀肌肌群：构成臀部的所有臀肌。

Latissimus Dorsi 背阔肌：重要的脊柱稳定肌与伸展肌，连接上臂和躯干的主要肌肉。它能控制各种内拉的活动，保证脊柱在负重时姿势的安全，增强日常生活所需的能力。

Multifidus 多裂肌：由小肌肉组成，跨越 1~3 个脊椎关节层面。这些小肌肉负责单个关节的运动控制，能使脊柱伸展。

Oblique muscles 腹斜肌：腹内斜肌、腹外斜肌与腹横肌叠合，形成腹壁。它们能增强核心或躯干的硬度，增加脊柱的稳定性，产生旋转动作，为投掷和击打高尔夫球等活动储存弹性势能。它们在日常生活的几乎每一种活动中都十分关键。

Rectus Abdominis 腹直肌：腹部前面的"六块"肌肉。它构成其他腹部肌肉的固定点，因此，对脊柱的硬度起着重要作用。它还能使躯干屈曲。

Quadratus lumborum 腰方肌：这块肌肉沿腰椎两侧向下，连接着每一块椎体。在任何负重活动中都有它的参与，因为这是构成脊柱吊索系统的主要部位，能为脊椎提供负重所必需的稳定性。

附录
活动记录与练习记录

疼痛与活动能力

保持症状每周都有所减轻，这一点很关键。你会忘记一个月前的感受，但有了这个记录表，就能为你的进度"记分"。

活动项目	周									
	第1周		第2周		第3周		第4周		第5周	
	是	否	是	否	是	否	是	否	是	否
这一周有时候没有疼痛										
我能在无痛的状态下行走几分钟（写下分钟数）										
我能在无痛的状态下保持几分钟坐姿（写下分钟数）										
我在床上时会背痛										
我在床上翻身时会背痛										
我能从座椅上拿起20磅（约10千克）的重物										
无痛的活动项目（写出名字）										
活动1										
活动2										
活动3										
活动4										
活动5										
活动6										
活动7										

腰背维修师：医生没有告诉你的脊柱保健秘诀

练习记录

活动项目		周									
		1	2	3	4	5	6	7	8	9	10
每天步行 3 次（步行时间）	第一次										
	第二次										
	第三次										
改良的卷腹（保持 10 秒）（例如 6 – 4 – 2 次）											
侧平板支撑（保持 10 秒）（记录下来）											
鸟狗式（保持 10 秒）（形式和组数/次数）											
其他练习	猫驼式练习										
	推（高位俯卧撑，平地俯卧撑）										
	引体向上（悬吊引体，引体向上）										
在此添加你的练习：											

练习记录

样例：Martina 背痛

活动项目			周									
			1	2	3	4	5	6	7	8	9	10
每天步行 3 次（步行时间）	第一次	15 分钟										
	第二次	10 分钟										
	第三次	10 分钟										
改良的卷腹（保持 10 秒）（例如 6 - 4 - 2 次）		2，2，2										
侧平板支撑（保持 10 秒）（记录下来）		2，2，2										
鸟狗式（保持 10 秒）（形式和组数/次数）		3，3，3										
其他练习	猫驼式练习	5 次										
	推（高位俯卧撑，平地俯卧撑）	3，3，2										
	引体向上（悬吊引体，引体向上）	2，2，2										
在此添加你的练习：												

腰背维修师：医生没有告诉你的脊柱保健秘诀

关于斯图尔特·麦吉尔

　　斯图尔特·麦吉尔是滑铁卢大学的脊柱生物力学教授。他主管的实验室专门研究下背部（腰部）功能、损伤预防与康复，以及运动表现训练，一旦有新的研究结果，便会投入临床试验。这一集体性工作已经产出了400多本科学出版物，其中包括3本教材。第一本书是《腰背疾患：循证预防与康复》（第3版），这本书是为了帮助医师在制订预防及康复方法时进行决策。第二本书是《脊柱终极健康与运动表现》（第5版），这本书是写给训练员、教练、运动员和那些想增强背部的运动表现、同时想最大限度地保证背部健康的人。现在这本书——《腰背维修师》则是写给有背痛困扰的普通大众，完成了知识迁移过程。这项集体性工作已经荣获多项科学荣誉。作为一名咨询医师，他会见到极为棘手的背痛患者，同时也会为政府机构、企业集团、法务公司及世界各国的优秀运动员及团队提供专业评估意见，降低下背痛风险。他的书和DVD可以在www.backfitpro.com网站上找到。